执业药师考试考点速记突破胜经系列丛书

总主编 吴正红 田 磊

执业药师考试考点速记突破胜经
药学综合知识与技能

主 编 张伶俐 杨 晨

副主编 虞雅雯 蔡 鹏 吴紫珩

编 委（按姓氏笔画排序）

冯 硕 李 璇 吴正红

吴紫珩 杨 晨 张伶俐

虞雅雯 蔡 鹏

U0273315

全国百佳图书出版单位

中国中医药出版社

·北 京·

图书在版编目（CIP）数据

执业药师考试考点速记突破胜经 . 药学综合知识与技能 /
张伶俐，杨晨主编 . —北京：中国中医药出版社，2022.4
ISBN 978 – 7 – 5132 – 7471 – 5

Ⅰ . ①执… Ⅱ . ①张… ②杨… Ⅲ . ①药物学—资格考试—
自学参考资料 Ⅳ . ① R192.8

中国版本图书馆 CIP 数据核字（2022）第 036423 号

中国中医药出版社出版

北京经济技术开发区科创十三街 31 号院二区 8 号楼
邮政编码 100176
传真 010-64405721
三河市同力彩印有限公司印刷
各地新华书店经销

开本 787 × 1092 1/32 印张 10.25 字数 235 千字
2022 年 4 月第 1 版 2022 年 4 月第 1 次印刷
书号 ISBN 978 – 7 – 5132 – 7471 – 5

定价 49.00 元
网址 www.cptcm.com

服务热线 010-64405510
购书热线 010-89535836
侵权打假 010-64405753

微信服务号 zgzyycbs
微商城网址 https://kdt.im/LIdUGr
官方微博 http://e.weibo.com/cptcm
天猫旗舰店网址 https://zgzyycbs.tmall.com

如有印装质量问题请与本社出版部联系（010-64405510）

前　言

　　国家执业药师资格考试具有专业性强、知识面广、系统性差、考点散、难点多的特点，让广大考生深感棘手。为满足广大考生的备考需求，编者在详细研读教材内容，深入领会考试大纲的基础上，依据《国家执业药师职业资格考试指南》（第八版）编写了《执业药师考试考点速记突破胜经系列丛书》。

　　该丛书包括《执业药师考试考点速记突破胜经·中药学专业知识（一）》《执业药师考试考点速记突破胜经·中药学专业知识（二）》《执业药师考试考点速记突破胜经·中药学综合知识与技能》《执业药师考试考点速记突破胜经·药学专业知识（一）》《执业药师考试考点速记突破胜经·药学专业知识（二）》《执业药师考试考点速记突破胜经·药学综合知识与技能》《执业药师考试考点速记突破胜经·药事管理与法规》七个分册，每册内容详尽，针对性强，有利于考生全面系统地掌握教材内容，深入理解重点、难点，为广大考生备考起到事半功倍之效。

　　本丛书的主要特点如下：

　　1. 覆盖全面

　　本丛书覆盖大纲规定的全部知识点，对重点、难点进行了系统归纳和总结，有利于考生全面系统地消化理解各专业知识，提高综合应试能力。

2. 重点突出

本丛书紧紧围绕考试大纲，对大纲要求了解、掌握、熟悉的知识点进行了全面而有层次的梳理，易记易学，有助于考生将考点了然于心。

3. 结构清晰

本丛书是编者对"考试大纲"和"考试教材"反复研读凝练而成的，凝聚了编者十余年的执业药师考前辅导经验，对考点进行了全面系统归纳，配以表格等形式展示重点和难点，简明直观地突出各章节知识点，帮助考生快捷掌握重要的和易混淆的内容，以强化和巩固考生对知识点的掌握。

编　者

2021 年 1 月

目　录

第一章 执业药师与药学服务

第一节 药学服务及其模式

考点 1★★ 药学服务的内涵

1. 概念 药师应用药学专业知识向公众提供直接的、负责任的且与药物应用相关的服务，以期提高药物治疗的安全性、有效性、经济性和适宜性，从而改善和提高人类生活质量。

2. 现代药学的发展历程

（1）药学服务的变化历程：①传统的以药品供应为中心的阶段。②现代的参与临床用药实践，促进合理用药为主的临床药学阶段。③更高层的以患者为中心，改善患者生命质量的药学服务阶段。

（2）药学服务的发展意义：药学服务的变化反映了现代医药学的服务模式和健康理念，体现了"以人为本"的宗旨。

考点 2★★★ 药学服务的重点人群

1. 药学服务的所有对象 广大公众，包括患者及其家属、医护人员及卫生工作者、药品消费者及健康人群。

2. 药学服务的重要人群

（1）用药周期长的慢性病患者，或需长期或终生用药者。

（2）病情和用药复杂，患有多种疾病，需同时应用多种药品者。

（3）特殊人群，如特殊体质者、肝肾功能不全者、过敏体质者、小儿、老年人、妊娠期及哺乳期妇女、血液透析者、听障、视障人士等。

（4）用药效果差，需要重新选择药品或调整用药方案、剂量、方法者。

（5）用药后易出现明显的药品不良反应者。

（6）应用特殊剂型、特殊给药途径、药物治疗窗窄需做监测者。

（7）为医师、护士提供用药咨询服务。

考点3 ★★★　药学服务的具体内容

1. 药学服务的主要实施内容　①帮助医护人员制定和实施药物治疗方案。②指导、帮助患者合理使用药物。③积极参与疾病的预防、治疗和保健。④定期对药物的使用和管理进行科学评价。

2. 药学服务的具体内容　①处方审核。②处方调剂。③处方点评。④参与临床药物治疗。⑤个体化药物治疗。⑥药物利用研究和评价。⑦静脉药物配置。⑧药学信息服务。⑨健康教育。

考点4 ★★　药学服务新进展

1. 药物重整　在患者入院、转科或出院时，药师通过核对新开的医嘱和已有的医嘱，比较患者目前的整体用药情况与医嘱是否一致，从而保证患者用药安全的过程。

2. 药物治疗管理　通过药师提供的药学服务，达到优化药物治疗和提高患者治疗结局的效果。

3. 个体化药物治疗　在药物代谢动力学或药物效应动力学原理指导下，应用现代先进的药物监测、药物基因组学分析技术进行治疗药物监测，药师与临床医师一起制定和调整适合患者的个体化给药方案。

4. 循证医学在药物治疗中的应用　是针对某一具体问题，按照规定的方法对现有的相关证据信息进行收集、归类、分析，并形成一个系统性评价结果的过程。

5. 药物警戒　药师应主动收集药物不良反应的信息，当获知或发现可能与用药有关的不良反应后详细记录、分析和处理，填写《药物不良反应／事件报告表》，并通过国家药物不良反应监测信息网络报告。

6. 药物评价（质量、有效性、安全性、经济性）　药物临床评价可分为上市前评价和上市后再评价两个阶段。

考点 5 ★★　药学服务对执业药师的要求

1. 职业道德

2. 专业知识

（1）药学专业知识。

（2）医学专业知识。

3. 专业技能

（1）调剂技能：审核处方、调配处方、发药。

（2）药物咨询与用药教育技能：面向患者、医护人员、健康人群、卫生工作者。

（3）药品管理技能。

（4）药物警戒技能。

（5）沟通技能：①认真聆听。②注意语言表达。③注意观察对方的表情变化。④注意掌握时间。⑤关注特殊人群。

（6）药历书写技能。

（7）投诉与应对技能。

（8）自主学习的能力。

第二节　药学信息服务与用药咨询

考点1★★　药学信息的来源

药学信息的来源丰富多样，信息的类型也有多种（如印刷型、缩微型、声像型和电子数字型），特别是随着计算机和互联网技术的应用普及，越来越多的机器可读型资源涌现。主要利用大型参考书、工具书，必要时使用数据库、政府或学（协）会组织网站、索引和文摘类刊物等。

考点2★★　药学信息的质量判断与评价

药学信息分类按照其最初来源通常分为三级，即以期刊发表的原创性论著为主的一级信息、引文和摘要服务为主的二级信息以及参考书和综述型数据库为主的三级信息。

1. 三级信息的评价

（1）三级信息的优缺点

1）优点：①具体问题提供的信息简明扼要。②内容广泛，使用方便。③有的还提供疾病与药物治疗的基础知识。

2）缺点：①出版慢。②写书之前准备的资料可能不够充分或鉴于书的篇幅限制，致使书中的有些内容的论述不够全面细致。③作者可能对一级文献和二级文献的理解有误或偏倚，导致转录的数据有误。

（2）三级信息的评价标准：①书的作者是否为该领

域专家，是否从事过该领域的工作。②书中提供的内容是否相对前沿。③提供的信息内容是否有参考文献的支持。④书中是否还提供相关信息的引文或链接。⑤信息内容有无偏倚或明显的差错。

2. 二级信息的评价

（1）二级信息的优缺点

1）优点：读者利用索引或文摘服务可以很方便地对想要的一级信息的文献和数据进行筛选。

2）缺点：①不够全——每个索引或文摘服务所提供数据库中的杂志量都是有限的。②不够新——从文章的发表到建立引文索引需要较长时间，因此会影响最新信息的检索服务。③电子版优于印刷版。

（2）二级信息的评价标准。①收载杂志的数量。②专业种类。③出版或更新的频率。④索引的完备程度。⑤检索路径的多少。⑥服务费用的高低。

3. 一级信息的评价

（1）一级信息的优缺点

1）优点：①一级信息提供的信息比二级和三级信息的内容更新（最新）。②使用一级信息可以看到有关研究的具体细节。③读者可以自己对文献进行评价，免受他人观点的影响。

2）缺点：①信息少——如果是单一临床试验得到的信息，其结果或结论有可能是错误的，可能会误导读者。②看不懂——要求读者具有对药学或医学文献进行评价的能力。③费时间——阅读大量一级文献要花费许多的时间。

（2）一级信息源的评价标准。①前言：起提纲挈领作用，是否讲清楚研究来源和研究目的。②材料与方法：这部分的评价重点是"研究对象"和"研究方法"。③结果：

这部分应重点评价是否对所有相关的结果进行了充分描述和详细分析；图表和文字所描述的结果是精确的还是混乱的或错误的；对收集的数据是否采用合适的统计方法；临床的差异是否具有统计学上的显著性差异。④讨论和结论：这部分应重点评价作者是否基于试验结果做出准确的结论，以及结论是否与研究目的相一致。

考点 3 ★★　互联网信息的特点与评价

可以通过以下几个方面来分析衡量网络信息的质量。

1. 权威性。

2. 补充性。

3. 归因性。

4. 合理性。

5. 新颖性。

6. 网站人员。

7. 赞助商信息。

8. 广告诚信性。

考点 4 ★★　药学信息的管理

药物信息的处理一般经历 5 个循环往复的阶段：①信息寻找。②信息收集。③信息整理。④信息再生。⑤再生信息传递。

1. 传统的药学信息资料管理

（1）卡片式摘录。

（2）笔记本式摘录。

（3）剪辑式摘录。

2. 药学信息资料的计算机管理　Word、Excel、Access 等。

3. 信息管理软件　文献信息管理系统。

考点5 ★★　用药咨询

1. 概念　药师应用所掌握的药学知识和药品信息，包括药理学、药效学、药动学、毒理学、药剂学、药品不良反应安全信息等，承接公众对药物治疗和合理用药咨询服务。

2. 意义　药师开展药物咨询，是药师参与全程化药学服务的重要环节，也是药学服务的突破口，对临床合理用药有着关键性作用，对保证合理用药有着重要意义。

3. 分类　根据药物咨询对象的不同，可以将其分为患者、医师、护士和公众的用药咨询。

考点6 ★★★　患者用药咨询

1. 咨询内容

（1）药品名称：包括通用名、商品名、别名。

（2）适应证。

（3）用药方法：包括口服药品的正确服用方法、服用时间和用药前的特殊提示；外用剂型及特殊剂型的用法与注意事项；漏服药物后的补救方法。

（4）用药剂量。

（5）服药后预计疗效及起效时间、维持时间。

（6）药物不良反应与药物相互作用。

（7）替代药物或其他疗法。

（8）药品的鉴定辨识、贮存方法和有效期。

（9）药品价格，是否进入医疗保险报销目录等。

2. 药师应主动向患者提供咨询的情况

（1）患者同时使用2种或2种以上含同一成分的药品时；或合并用药较多时。

（2）当患者用药后出现不良反应时；或既往有同种

或同类药物的不良反应史。

（3）当患者依从性不好时；或患者认为疗效不理想或当前剂量不足以有效时。

（4）因病情需要，处方中药品超适应证、剂量超过规定剂量时（需医师、药师双签字确认）。处方中用法、用量与说明书不一致时。

（5）患者正在使用的药物中有配伍禁忌或配伍不当时。

（6）使用需要进行血药浓度监测药物的患者。

（7）近期药品说明书有修改时。

（8）患者所用药品近期发现严重或罕见的不良反应时。

（9）使用麻醉药品、精神药品的患者；或应用特殊药物（抗生素、抗真菌药、抗凝药、抗肿瘤药、双膦酸盐、镇静催眠药、抗精神病药等）与特殊剂型（缓控释制剂、透皮制剂、吸入制剂）者。

（10）当同一种药品有多种适应证或用法、用量复杂时。

（11）药品被重新包装，而包装的标识物不清晰时。

（12）使用需特殊贮存条件的药品时；或使用临近有效期药品时。

考点7★★★　医师用药咨询

1. 提高药物治疗效果的咨询内容

（1）新药信息。

（2）合理用药信息。

（3）治疗药物监测。

2. 降低药物治疗风险的咨询内容

（1）药物不良反应/事件

①阿昔洛韦：可致肾功能异常、肾小管损害及急性肾衰竭。

②利巴韦林：可致畸胎、肿瘤和溶血性贫血。

③人促红素：可引起纯红细胞再生障碍性贫血。

④肝素：诱发血小板减少症（HIT），并由 HIT 导致血栓栓塞性并发症。

⑤长时间、大剂量应用头孢菌素类：可引起牙龈出血、手术创面渗血等反应。

此外，药师对药物不良事件（ADE）、新药上市后被召回或撤市的案例要及时报告临床医师。

（2）禁忌证

①加替沙星：糖尿病患者应用可能增加患者出现低血糖或高血糖症状的隐患，并影响肾功能，故糖尿病患者禁用。

②坦洛新：主要用于治疗前列腺增生，而非降压，不能作为抗高血压药应用，尤其是女性。

③脂肪乳：急性胰腺炎伴脂质肾病、肿瘤患者禁用，可致其脂肪代谢严重紊乱，甚至死亡。

（3）药物相互作用

①抗抑郁药若与单胺氧化酶抑制剂合用，易引起 5-羟色胺综合征，出现高热、兴奋、意识障碍、癫痫发作、肌震颤、高血压危象，甚至死亡，两类药替代治疗时应至少间隔 14 日。

②他汀类在治疗剂量下与药物合用：对 CYP3A4 有抑制作用的药品，合用时他汀类血药浓度升高，易产生不良反应；他汀类尤其不宜与吉非贝齐、烟酸合用，可能出现肌无力和致死性横纹肌溶解症。

考点 8 ★★★　护士用药咨询

1. 药物的适宜溶剂

（1）不宜选用氯化钠注射液溶解的药品

①多烯磷脂酰胆碱注射液：不宜选用氯化钠注射液溶解，以免出现浑浊。

②奥沙利铂：氯化钠可促进其降解。

③两性霉素 B：应用氯化钠注射液溶解可析出沉淀。

④红霉素：静脉滴注时若以氯化钠或含盐类注射液溶解，可形成溶解度较小的红霉素盐酸盐，产生胶状不溶物，使溶液出现白色浑浊或结块沉淀。

⑤哌库溴铵：与氯化钾、氯化钠、氯化钙等联合使用，可使其疗效降低。

⑥氟罗沙星：应用氯化钠、氯化钙等注射液溶解，可出现结晶。

（2）不宜选用葡萄糖注射液溶解的药品

①青霉素：其结构中有 β–内酰胺环，极易裂解而失效。

②头孢菌素：大多数头孢菌素属于弱酸强碱盐，易产生沉淀或浑浊。

③苯妥英钠：属于弱酸强碱盐，可析出沉淀。

④阿昔洛韦：属于弱酸强碱盐，可析出沉淀。

⑤瑞替普酶：可使效价降低。

⑥依托泊苷、替尼泊苷、奈达铂：可析出沉淀。

2. 药物的稀释容积

（1）地诺前列腺素：静脉滴注 2mg 与碳酸钠 1mg 溶于 0.9% 氯化钠注射液 10mL 中，摇匀后稀释于 5% 葡萄糖注射液 500mL 中；静脉滴注速度因适应证而不同，孕期引产滴速为 4 ～ 8μg/min，孕足月引产滴速 1μg/min。

（2）氢化可的松琥珀酸钠：肌内注射宜将 100mg 溶

于注射用水或 0.9% 氯化钠注射液 2mL 中；静脉注射时将其 100～500mg 溶于注射用水或 0.9% 氯化钠注射液 10～20mL 中；静脉滴注时将其 100～500mg 先溶于注射用水 2mL 中，再稀释于 5%～10% 葡萄糖注射液或 0.9% 氯化钠注射液 100～500mL 中；静注时间为 3～5 分钟；静脉滴注时间宜控制在 0.4～2 小时。

（3）氯化钾：氯化钾注射液切忌直接静脉注射，应于临用前稀释，否则不仅引起剧痛，且致心脏停搏；静脉滴注时氯化钾的浓度不宜过高，浓度一般不宜超过 0.2%～0.4%，心律失常可用 0.6%～0.7%。

（4）头孢曲松钠：肌内注射时宜将 1g 溶于注射用水或 1% 利多卡因注射液 3.6mL 行深部肌内注射；静脉注射时溶于注射用水或 0.9% 氯化钠注射液，1g 稀释成 10mL，缓缓推注，静脉注射时间 2～4 分钟；静脉滴注时 1g 溶于 0.9% 氯化钠或右旋糖酐注射液 40～100mL 中；静脉滴注时间宜控制在 0.4～0.5 小时。

3. 药物的滴注速度　静脉滴注速度不仅关系到患者心脏负荷，且与下列问题相关：①关系到药物的疗效。②关系到药物的稳定性。③部分药品滴注速度过快可致过敏反应和毒性作用。

（1）万古霉素：不宜肌内注射或直接静脉注射，每 1g 至少加入 200mL 液体，静脉滴注时间控制在 2 小时以上。

（2）两性霉素 B：静脉滴注速度过快有引起心室颤动和心搏骤停的可能性，静脉滴注时间控制在 6 小时以上。

（3）雷尼替丁：静脉注射速度过快可引起心动过缓，必须控制速度。

（4）罂粟碱：静脉注射过快可引起呼吸抑制，并可导致房室传导阻滞、心室颤动，甚至死亡。

（5）维生素 K：静脉注射速度过快，可见面部潮红、出汗、胸闷、血压下降，甚至虚脱等，应予注意，并尽量选择肌内注射。

此外，静脉滴注时间应控制在 1 小时以上的药物有：林可霉素、克林霉素、红霉素、环丙沙星、氧氟沙星、左氧氟沙星、莫西沙星、培氟沙星、多黏菌素 B、氯霉素、甲砜霉素、磷霉素、异烟肼、对氨基水杨酸钠、两性霉素 B、卡泊芬净、氟康唑等。

药物性质不稳定，遇光易变色，在滴注过程中药液必须遮光的药物有：对氨基水杨酸钠、硝普钠、尼莫地平、左氧氟沙星、培氟沙星、莫西沙星、放线菌素 D、长春新碱等。

4. 药物的配伍禁忌

（1）呋塞米注射液：其呈碱性，与盐酸多巴胺配伍后使多巴胺氧化而形成黑色聚合物沉淀。为保证用药安全，建议临床用多巴胺时不与呋塞米配伍使用。

（2）毛花苷 C：与氯霉素、氨茶碱、促肾上腺皮质激素、氢化可的松、辅酶 A、葡萄糖酸钙、水解蛋白、门冬酰胺酶配伍可出现浑浊、沉淀、变色和活性降低；与肝素钠、卡巴克洛、硝普钠配伍可降低效价；与两性霉素 B、氯化琥珀胆碱、肾上腺素、普萘洛尔、依地酸钙钠、利血平、呋塞米、谷氨酸钠、钙剂配伍则加大发生毒性反应的危险性。

考点 9 ★★　药品辅料、包材、用药装置方面的咨询

对药物辅料引起的不良反应、辅料对主药成分的影响、注射剂包材对药物疗效和稳定性的影响、新型输液装置与传统给药装置的区别及优势等，为常被医生、护士忽略的问题，药师应有独到的理解，并应主动提供相关的咨

询，保证患者的最佳治疗效果，例如：

①有些外用制剂中的辅料丙二醇可引起接触性皮炎；还有些难溶性药物的注射液中含有大量丙二醇作为溶剂，大剂量给药可产生乳酸性酸中毒、溶血反应、血清高渗、中枢抑制，输注速度过快引起血栓性静脉炎、呼吸衰竭、低血压、癫痫发作。

②紫杉醇注射液需使用非 PVC 输液瓶和输液管给药，否则其活性成分易被 PVC 材料吸附而降低药效甚至失效。

考点 10 ★★ 药师与患者沟通的基本方法与要点

1. 准确介绍自己，说明来意。

2. 注意保护隐私。

3. 认真倾听。

4. 观察和评估。

5. 避免使用专业的医学术语和患者交流。

6. 明确的交流目的。

7. 在对方回答完几个问题后要及时小结并反馈给对方。

8. 给予正确的用药指导。

9. 注意控制谈话时间与所提供信息量。

考点 11 ★★ 药师与不同类型患者的沟通

1. 有对立情绪或不愿沟通的患者 要避免激怒，首先表示尊重，用专业的态度、直接的方式进行沟通。

2. 慢性病患者 使患者认识到慢性疾病需要长期的治疗与管控，并帮助患者掌握多种药物的使用方法和注意事项。

3. 危重患者 即使是看似没有意识的患者，药师进出监护室也要和患者打招呼，保持目光接触。气管插管的患者不能用语言交流，但是可以请患者通过眨眼、举手等其他方式回答"是与否"的问题。

4. 多元文化背景的患者 通过提问以下四个方面的问题完成和患者的沟通。

（1）解释和说明：您怀疑可能是什么原因引起您的不适？从什么时间开始不舒服的？您的症状是什么？您最担心的是什么？您想接受什么样的治疗？

（2）社会便利性：您从哪里取药？您取药方便吗？您取药需要帮助吗？

（3）担忧：药物的剂型方便您使用吗？您了解药物的不良反应吗？

（4）用药方法：您知道如何服用这些药物吗？您能告诉我您是如何服用这些药物的吗？

5. 老年患者

（1）老年患者交流时，应清楚而缓慢地陈述，需反复交代药品的用法、用量和特别注意事项，直至患者完全明白。

（2）针对容易忘服或误服的药品，尤其是药名或外形相似而易致重复用药的药品，应特别在药盒上书面写清楚用法并同时口头交代清晰并反复叮嘱，确保信息传达正确。有条件者可配备分剂量药盒。

6. 敏感话题的沟通 对于性、身体私密部位、功能障碍等相关的话题，尽可能引导患者在相对私密的空间里，用尊重的态度、专业的方式低声交流，适当使用专业词汇描述器官和症状可有助于减轻患者的尴尬。

7. 其他特殊情况的患者 如听力减退、智力障碍、因为各种原因不能讲话的患者、不愿意交流的患者等，药师首先要尊重患者，尽可能使用辅助方法（如书写、打手势）直接和患者交流，对于重要的信息须请患者或陪同人员复述，以保证药物的正确使用。

考点 12 ★★ 药师与其他医务工作者的沟通

在专业技术问题方面，药师与其他医务工作者应从团队协作角度出发，有专业疑问和学术分歧时，应以患者利益为中心、以法律法规为依据，遵循药品临床应用指导原则、临床诊疗指南和药品说明书，从事实出发，以证据为支持，开展有效沟通，进而更好地从"医、药、护"三方多角度保障患者健康。

第二章 药品调剂和药品管理

第一节 处方与处方调剂

考点1★★ 处方的意义

1. 广义概念 医疗活动中关于药品调剂的重要书面文件。

2. 狭义概念 《处方管理办法》中定义处方是由注册的执业医师和执业助理医师在诊疗活动中为患者开具的，由执业药师或取得药学专业技术职务任职资格的药学专业技术人员审核、调配、核对，并作为患者用药凭证的医疗文书。处方包括医疗机构病区用药医嘱单。

3. 处方的性质 ①法律性。②技术性。③经济性。

考点2★★★ 处方的格式与种类

1. 处方的格式与种类

（1）格式：①前记。②正文以"Rp"或"R"标示。③后记应有医师以及药师签名或加盖专用签章。

（2）种类：①法定处方为《中华人民共和国药典》、国家药品监督管理局颁布标准收载的处方，具有法律的约束力。②医师处方是医师为患者诊断、治疗和预防用药所开具的处方。

2. 处方颜色

（1）普通处方：印刷用纸为白色。

（2）急诊处方：印刷用纸为淡黄色，右上角标注"急诊"。

（3）儿科处方：印刷用纸为淡绿色，右上角标注"儿科"。

（4）麻醉药品和第一类精神药品处方：印刷用纸为淡红色，右上角标注"麻、精一"。

（5）第二类精神药品处方：印刷用纸为白色，右上角标注"精二"。

考点3 ★★★　处方调剂具体流程和要求

1. 处方审核

（1）审核资质：取得药学专业技术职务任职资格（药师）方可从事处方调剂和用药指导；未取得相应资格者应在药师指导下从事处方调配工作。

（2）审核内容。

（3）审核用药适宜性：①规定必须做皮试的药品，处方医师是否注明过敏试验及结果的判定。②处方用药与临床诊断的相符性。③剂量、用法和疗程的正确性。④选用剂型与给药途径的合理性。⑤是否有重复给药现象。⑥是否有潜在临床意义的药物相互作用和配伍禁忌。⑦其他用药不适宜情况。

2. 药品调配

（1）查处方，对科别、姓名、年龄。

（2）查药品，对药名、剂型、规格、数量。

（3）查配伍禁忌，对药品性状、用法用量。

（4）查用药合理性，对临床诊断。

3. 发药及用药交代与指导

第二节　处方审核

考点1★★★　处方合法性审核要求

1. 处方开具人是否根据《执业医师法》取得医师资格，并执业注册。

2. 处方开具时，处方医师是否根据《处方管理办法》在执业注册地点取得处方权。

3. 麻醉药品、第一类精神药品、医疗用毒性药品、放射性药品、抗感染药物等药品处方，是否由具有相应处方权资质的医师开具。

考点2★★★　处方规则

1. 处方记载的患者一般情况、临床诊断应清晰、完整，并与病历记载相一致。

2. 每张处方只限于一名患者的用药。

3. 处方字迹应当清楚，不得涂改；如有修改，必须在修改处签名并注明修改日期。

4. 年龄必须写实足年龄，新生儿、婴幼儿写日、月龄，必要时注明体重。

5. 西药、中成药可以分别开具处方，也可以开具一张处方；中药饮片应单独开具处方。

6. 化学药、中成药处方，每一种药品须另起一行；每张处方不得超过5种药品。

7. 中药饮片处方的书写，可按君、臣、佐、使的顺序排列；药物调剂、煎煮的特殊要求注明在药品右上方，并加括号；对饮片的产地、炮制有特殊要求的，应在药名之前写明。

8.应按照药品说明书中常用剂量使用,特殊情况需超剂量使用时,应注明原因并再签名。

9.为便于药学专业技术人员审核处方,医师开具处方时,除特殊情况外必须注明临床诊断。

10.开具处方后的空白处应画一斜线,以示处方完毕。

11.处方医师的签名式样和专用签章须与在药学部门留样备查的式样一致。

12.医师开具处方应当使用经国家食品药品监督管理部门批准并公布的药品通用名称、复方制剂药品名称。

13.药品剂量与数量一律用阿拉伯数字书写。

14.药品名称应当使用规范的中、英文名称书写;药品用法可用规范的中、英文、拉丁文或者缩写体;药品剂量、规格、用法、用量要准确规范;不得自行编制药品缩写名称或者使用代号;不得使用"遵医嘱""自用"等含糊不清字句等。

15.门诊处方一般不得超过7日用量;对于某些慢性病、老年病或特殊情况,处方用量可适当延长,但医师必须注明理由。

16.麻醉药品、精神药品、医疗用毒性药品、放射性药品的处方用量应严格执行国家规定,开具麻醉药品处方时,应有病历记录。

考点3 ★★ 药品通用名

1. 概念 中国药品通用名称(CADN),为药品的法定名称,是同一种成分或相同配方组成的药品在中国境内的通用名称,具有强制性和约束性。

2. 相关规定 《处方管理办法》规定医生为患者开处方必须使用药品通用名。

3. 使用通用名意义　每一种药品只有一个通用名，因此，使用通用名可避免重复用药的情况。

考点 4 ★★★　常用处方缩写词

英文缩写	中文含义	英文缩写	中文含义
Aa	各、各个	bid.	每日 2 次
Ac	餐前	tid.	每日 3 次
pc.	餐后	St.	立即
Am	上午	hs.	临睡时
pm.	下午	OD.	右眼
qd.	每日	OS.	左眼
qn.	每晚	OL	左眼
qh	每小时	OU.	双眼
q4h	每 4 小时	OTC	非处方药
iv.	静注	Ad.	加
iv gtt	静脉滴注	po.	口服
Add.	加至	gtt.	滴、滴剂
i.h.	皮下的	Co.	复方的
im.	肌内注射	Inj.	注射剂

考点 5 ★★　用药适宜性审核

1. 用药与诊断的相符性。

2. 剂量、用法和疗程的正确性。

3. 选用剂型和给药途径的合理性。

4. 是否有重复用药。

5. 过敏试验及结果。

6. 相互作用与配伍禁忌。

7. 药物的滴注速度是否适宜。

8. 特殊人群用药情况。

考点6 ★★ 处方用药与病症诊断的相符性

处方用药与临床诊断不相符的典型情况如下。

1. 无适应证用药：流感——抗生素；咳嗽——阿奇霉素；Ⅰ类手术切口——第三代头孢菌素。

2. 无正当理由超适应证用药：坦洛新——降压；阿托伐他汀钙——补钙；黄体酮——输尿管结石；小檗碱（黄连素）——降血糖；二甲双胍——非糖尿病患者的减肥。

3. 不合理联合用药：肠炎细菌感染性腹泻——小檗碱（黄连素）片＋盐酸地芬诺酯片＋双八面体蒙脱石散剂。

4. 过度治疗用药：食管癌——给予顺铂＋氟尿嘧啶＋表柔比星＋依托泊苷。多加表柔比星、依托泊苷不能明显提高疗效，反而会增加毒性。

5. 有禁忌证用药：抗胆碱药和抗过敏药——伴有青光眼和良性前列腺增生患者应用可引起尿潴留；抗抑郁药司来吉兰——伴有尿潴留、前列腺增生的患者应用可加重排尿困难。

考点7 ★ 剂量、用法和疗程的正确性

1. 老年人用药剂量 应比中青年人有所减少。

（1）60～80岁老人用药剂量可为中青年人的3/4以下。

（2）80岁以上的老人用药剂量可为中青年人的1/2。

2. 儿童用药剂量 应按药品说明书推荐的儿童剂量，

依据儿童体重或体表面积计算。

考点8★★ 选用剂型与给药途径的合理性

据临床需要选择给药途径，选择原则为能口服不肌内注射，能肌内注射不输液。

（1）重症、急救治疗：给药方式适宜选择静脉注射、静脉滴注、肌内注射、吸入及舌下含化。

（2）轻症、慢性疾病治疗：因用药持久，给药途径适宜选用口服。

（3）皮肤疾病：宜选择外用溶液剂、酊剂、软膏剂、涂膜剂等剂型。

（4）腔道疾病治疗时：宜选用局部用栓剂等。

考点9★★ 审核是否有重复用药现象

1.重复用药的危害 重复用药易发生用药过量，导致不良反应甚至中毒。

2.发生危害的原因

（1）一药多名：同种药品的商品名有很多种。

（2）中成药中含有化学药成分。①降糖药（常含格列本脲）：消渴丸、消糖灵胶囊。②降压药（常含氢氯噻嗪）：降压避风片、脉君安片、珍菊降压片、新癀片。③止咳平喘药（常含麻黄碱、抗组胺药）：咳喘灵、咳必清、鼻炎片、鼻通。④抗感冒药（含对乙酰氨基酚）：a.扑感片、扑感灵；b.速感康、速感宁；c.强力感冒片、感冒安、感冒灵、感特灵、复方感冒灵、感冒清片、治感佳片；d.贯防感冒片、维C银翘片、银菊清热片、速感宁胶囊、速感康胶囊、感冒宁胶囊（冲剂）；e.新复方大青叶片、复方小儿退热栓。

考点 10 ★★ 对规定必须做皮试的药物，处方是否注明过敏试验及结果判定

必须做皮肤敏感试验的药物：β－内酰胺类抗生素的青霉素、氨基糖苷类抗生素中的链霉素、碘造影剂、局麻药、生物制品（酶、抗毒素、类毒素、血清、菌苗、疫苗）。

常用药物皮肤敏感试验的药液浓度与给药方法

药物名称	皮试药液浓度（mL）	给药方法与剂量
细胞色素 C 注射剂	0.03mg（皮内），5mg（滴眼）	皮内 0.03 ～ 0.05 mL；划痕 1 滴；滴眼 1 滴
降纤酶注射剂	0.1BU	皮内 0.1mL
门冬酰胺酶注射剂	20U	皮内 0.02mL
青霉素 V 钾片	500U	皮内 0.1mL
普鲁卡因青霉素注射剂－青霉素	500U	皮内 0.1mL
普鲁卡因青霉素注射剂－普鲁卡因	2.5mg	皮内 0.1mL
苄星青霉素注射剂	500U	皮内 0.1mL
抑肽酶注射剂	2500kU	静注 1mL
胸腺素注射剂	25μg	皮内 0.1mL
白喉抗毒素注射剂	50 ～ 400IU（稀释 20 倍）	皮内 0.1mL
破伤风抗毒素注射剂	75IU（稀释 20 倍）	皮内 0.1mL
多价气性坏疽抗毒素注射剂	250U（稀释 20 倍）	皮内 0.1mL

续表

药物名称	皮试药液浓度（mL）	给药方法与剂量
抗蛇毒血清注射剂	50～200U（稀释20倍）	皮内 0.1mL
抗炭疽血清注射剂	稀释 20 倍	皮内 0.1mL
抗狂犬病病毒血清注射剂	20U（稀释20倍）	皮内 0.1mL
肉毒抗毒素注射剂	稀释 10 倍	皮内 0.05mL
玻璃酸酶注射剂	150U	皮内 0.02mL
α-糜蛋白酶注射剂	500μg	皮内 0.1mL
鱼肝油酸钠注射剂	1mg	皮内 0.1～0.2mL

考点 11 ★★★　是否有潜在临床意义的药物相互作用和配伍禁忌

1. 药物相互作用

（1）概念：2 种或 2 种以上的药物同时或先后序贯使用时，所引起的药物作用和效应的变化，即一种药受另一种药的影响。

（2）结果：药物相互作用是双向的，既可能对患者产生有益结果，使疗效协同或毒性降低；也可能产生对患者有害结果，使疗效降低和毒性增强。

2. 药物相互作用对药效学的影响

（1）作用相加或增加疗效

①作用不同的靶位，产生协同作用。磺胺甲噁唑（SMZ）+甲氧苄啶（TMP）——协同抑菌或杀菌；硫酸阿托品+胆碱酯酶复活剂（解磷定、氯磷定）——互补作用，可减少阿托品用量和不良反应，提高治疗有机磷中毒的疗效；普萘洛尔+美西律——对室性期前收缩及室性心

动过速有协同作用。

②保护药品免受破坏，从而增加疗效。亚胺培南＋西司他丁钠——后者可保护亚胺培南在肾脏中不受破坏，阻断其在肾脏的代谢，保证有效性；β-内酰胺类抗生素＋β-内酰胺酶抑制剂组成复方制剂——抗菌活性增强；左旋多巴＋苄丝肼或卡比多巴——后者提高左旋多巴的血药浓度，减少左旋多巴的用量，降低外周性心血管系统的不良反应。

③促进吸收，增加疗效。铁剂＋维生素C——促进铁被人体吸收。

④延缓或降低抗药性，以增加疗效。抗疟药青蒿素＋乙胺嘧啶、磺胺多辛——延缓抗药性的产生；磷霉素＋β-内酰胺类、氨基糖苷、大环内酯、氟喹诺酮类抗菌药物——减少耐药菌株的产生，达到协同杀菌的作用。

（2）减少药品不良反应

①普萘洛尔＋硝酸酯类——抗心绞痛协同作用，抵消或减少各自的不良反应。

②普萘洛尔＋硝苯地平——提高抗高血压疗效，对劳力性和不稳定性心绞痛有较好疗效。

③普萘洛尔＋阿托品——阿托品可消除普萘洛尔所致的心动过缓，普萘洛尔也可消除阿托品所致的心动过速。

（3）敏感化作用

①排钾利尿剂（氢氯噻嗪）＋强心苷药——使心脏对强心苷敏感化，易发生心律失常。

②利血平或胍乙啶＋拟肾上腺素药——肾上腺素受体发生类似去神经性超敏感现象，从而致拟肾上腺素药的升压作用增强。

（4）拮抗作用

①甲苯磺丁脲＋氢氯噻嗪类药——可拮抗其降糖

作用。

②阿片类药（吗啡）＋吗啡拮抗剂（纳洛酮、纳屈酮）——用于吗啡中毒解救。

（5）增加毒性或药品不良反应

①肝素钙＋阿司匹林等非甾体抗炎药、右旋糖苷、双嘧达莫——有增加出血的危险。

②氢溴酸山莨菪碱＋哌替啶——增加毒性。

③甲氧氯普胺＋吩噻嗪类抗精神病药——加重锥体外系反应。

④氨基糖苷类抗生素＋依他尼酸、呋塞米和万古霉素——增加耳毒性和肾毒性。

3. 药物相互作用对药动学的影响

（1）影响吸收：抗酸药复方制剂（含有 Ca^{2+}、Mg^{2+}、Al^{3+}、Bi^{3+}）＋四环素——形成难溶性的络合物，影响吸收，影响疗效；阿托品、颠茄、丙胺太林——减少胃肠蠕动，延缓胃排空，增加后药吸收；甲氧氯普胺、多潘立酮——增加肠蠕动，减少后药物吸收。

（2）影响分布：阿司匹林、依他尼酸、水合氯醛＋口服磺酰脲类降糖药、抗凝血药、抗肿瘤药等——使后三者游离型药物增加，血浆药物浓度升高。

（3）影响代谢：肝药酶诱导剂（苯巴比妥、苯妥英钠、卡马西平、利福平）＋被肝药酶代谢的药物（代谢较快）——应适当增量；肝药酶抑制剂（唑类抗真菌药、大环内酯类抗生素、异烟肼、环孢素、西咪替丁）＋被肝药酶代谢的药物（代谢减慢）——应适当减量。

肝药酶：细胞色素 P450 酶系（CYP），有许多同工酶，如 CYP1A2、CYP3A4、CYP2B6、CYP2C9、CYP2C19、CYP2D6。

常见肝药酶的抑制剂、诱导剂和主要被其代谢药品

肝药酶	抑制剂	诱导剂	主要被代谢药品
CYP1A2	阿昔洛韦、胺碘酮、西咪替丁、环丙沙星、氟他胺、罗匹尼罗、他克林、噻氧匹定、妥卡尼、维拉帕米等	卡马西平、灰黄霉素、胰岛素、利福平、利托那韦等	阿米替林、氯丙嗪、氯氮平、咖啡因、利多卡因、美西律、萘普生、R-华法林、普萘洛尔、奥氮平等
CYP3A4	胺碘酮、西咪替丁、环丙沙星、克拉霉素、多西环素、伊曲康唑、奈法唑酮、利托那韦、维拉帕米等	阿瑞匹坦、巴比妥类、卡马西平、苯妥英钠、苯巴比妥、利福平、吡格列酮等	阿米替林、卡马西平、西酞普兰、氯氮平、地西泮、利培酮、舍曲林、可卡因、硝苯地平、那格列奈、奥美拉唑、吡格列酮、西地那非、阿托伐他汀、普伐他汀、辛伐他汀等
CYP2B6	氯吡格雷、依法韦仑、氟西汀、氟伏沙明、酮康唑、美金刚、利托那韦、噻替哌、噻氯匹定等	洛吡那韦、利托那韦、苯巴比妥等	安非他酮、环磷酰胺、依法韦仑、哌替啶、丙泊酚、舍曲林、司来吉兰、他莫昔芬、甲氧酮等

续表

肝药酶	抑制剂	诱导剂	主要被代谢药品
CYP2C9	胺碘酮、西咪替丁、异烟肼、磺胺甲噁唑、他莫昔芬、帕罗西汀、硝苯地平、尼卡地平等	巴比妥类、卡巴西平、地塞米松、利托那韦等	氟西汀、舍曲林、丙戊酸钠、塞来昔布、布洛芬、吲哚美辛、萘普生、格列本脲、苯巴比妥、苯妥英钠、他莫昔芬等
CYP2C19	青蒿素、氯霉素、氟康唑、氟西汀、吲哚美辛、奥美拉唑、口服避孕药、奥卡西平、洛伐他汀、尼卡地平、扎鲁司特、丙戊酸钠、异烟肼、胺碘酮等	银杏叶制剂、利福平、利托那韦、依法韦化、地塞米松等	阿米替林、地西泮、丙米嗪、氟西汀、舍曲林、埃索美拉唑、奥美拉唑、环磷酰胺、异环磷酰胺、R-华法林、普萘洛尔、伊曲韦林、苯妥英钠、地西泮、多塞平、美沙酮、奋乃静、雷尼替丁、他莫昔芬等
CYP2D6	胺碘酮、阿米替林、塞来昔布、氟哌啶醇、丙米嗪、美沙酮、利托那韦、舍曲林、硫利达嗪等	利福平、苯妥英钠、苯巴比妥、卡马西平等	苯丙胺、阿米替林、氯丙嗪、地昔帕明、利培酮、舍曲林、美托洛尔、普萘洛尔、可待因、多柔比星、美西律、普罗帕酮、雷尼替丁、他莫昔芬等

（4）影响排泄：如丙磺舒、阿司匹林、吲哚美辛、

磺胺药＋青霉素——可减少青霉素自肾小管的排泄，使青霉素排泄减慢，血浆药物浓度增高，血浆半衰期延长。

4. 药物的理化配伍禁忌（体外）

（1）概念：药物理化配伍禁忌指由于 pH 值、离子电荷等条件的改变而引起药液的混浊、沉淀、变色和活性降低等变化。

（2）举例：①青霉素与碳酸氢钠、氢化可的松混合可发生透明度不改变而效价降低的潜在性变化。②青霉素与苯妥英钠、苯巴比妥钠、硫喷妥钠、阿托品、氨力农、普鲁卡因胺、拉贝洛尔、缩宫素、酚妥拉明、罂粟碱、精氨酸、麦角新碱、鱼精蛋白、促皮质素、氢化可的松、甲泼尼龙琥珀酸钠、苯海拉明、麻黄素、氨茶碱、维生素 B_1、维生素 B_6、维生素 K_1、维生素 C、异丙嗪、阿糖胞苷、辅酶 A、博来霉素等药品配伍可出现混浊、沉淀、变色和活性降低等变化。

5. 药理配伍禁忌（体内）

（1）概念：指药物配伍中出现不良反应增加、毒性增强的反应，是发生在患者体内的变化。

（2）举例：①阿昔洛韦＋齐多夫定注射液——引起神经、肾毒性增加。②亚胺培南＋更昔洛韦——可引起癫痫发作等。

6. 化学药与中成药的联合应用

（1）化学药与中药联用特点

①具有协同作用，疗效增强。黄连、黄柏＋四环素、呋喃唑酮、磺胺甲噁唑——治疗痢疾、细菌性腹泻有协同作用；金银花＋青霉素——对耐药性金黄色葡萄球菌的杀菌作用增强；甘草、白芍、冰片＋丙谷胺——治疗消化性溃疡有协同作用；大蒜素＋链霉素——可提高后者效价约 3 倍及血药浓度约 2 倍；甘草＋氢化可的松——在抗炎、

抗变态反应方面有协同作用；黄芩、砂仁、木香、陈皮＋地高辛、维生素 B_{12}、灰黄霉素——前者对肠蠕动有明显抑制，可延长后者在小肠的停留时间，利于吸收，提高疗效；丹参注射液＋间羟胺、多巴胺——不但能加强升压作用，还能延长升压药作用时间。

②降低药品的毒副作用和不良反应。氟尿嘧啶、环磷酰胺（抗肿瘤药，副作用为呕吐、恶心）＋海螵蛸粉、白及粉（止血消肿，保护胃黏膜）——防止出现严重的消化道反应；链霉素＋甘草酸——后者可降低前者对第Ⅷ对脑神经的毒害；呋喃唑酮＋甘草——治疗肾盂肾炎，既可防止胃肠道反应又可保留呋喃唑酮的杀菌作用；氯氮平（治疗精神病，常见副作用为流涎）＋石麦汤（生石膏、炒麦芽）——减少流涎。

③减少剂量，缩短疗程。珍菊降压片（珍珠层粉、野菊花、槐花米、可乐定、氢氯噻嗪）——可乐定的剂量比单用减少 60%。

（2）规避药物配伍禁忌（N 代表前后两药为配伍禁忌）

舒肝丸（解痉、镇痛）N 甲氧氯普胺（加强胃肠收缩）——相互降低药效。

蛇胆川贝液 N 吗啡、哌替啶、可待因——易致呼吸衰竭。

益心丹、麝香保心丸、六神丸 N 普罗帕酮、奎尼丁——心脏骤停。

虎骨酒、人参酒、舒筋活络酒、国公酒（含乙醇）N 阿司匹林——增加对消化道的刺激性，可致消化道出血。

昆布（含碘）N 异烟肼——异烟肼失效。

麻杏止咳片、通宣理肺丸、消咳宁片、防风通圣丸 N 地高辛——能增强地高辛对心脏的毒性。

麻杏止咳片、通宣理肺丸、消咳宁片、防风通圣丸N复方利血平片——升高血压，影响降压效果。

山楂丸、保和丸、乌梅丸、五味子丸（含有酸性成分）N碳酸氢钠、氢氧化铝、复方氢氧化铝、氨茶碱——发生中和反应，降低疗效。

牛黄解毒片、黄连上清片、麻仁丸、解暑片、金银花、连翘、黄芩、鱼腥草等N助消化药胰酶、胃蛋白酶、多酶片、乳酶生、双歧三联活菌——失去助消化的作用。

含雄黄类中成药N硫酸盐、硝酸盐、亚硝酸盐及亚铁盐类西药——阻止西药的吸收又使含雄黄类的中成药失去原有的疗效，并有导致砷中毒的可能。

考点12 ★★　药物的滴注速度是否适宜

1.临床静脉输注的常用药物溶媒主要为0.9%氯化钠注射液、5%葡萄糖注射液、葡萄糖氯化钠注射液、复方乳酸钠葡萄糖注射液、复方氯化钠注射液等。

2.影响静脉滴注速度的因素

（1）药物成分：万古霉素滴注过快易引起"红人综合征"。

（2）患者年龄：新生儿要求很慢，老年人宜降低输液速度。

（3）患者病理状态：肾功能不全时，输注0.9%氯化钠注射液时不宜过快。

考点13 ★★　审核结果

1.审核结果分类　主要分为合理处方和不合理处方。不合理处方包括不规范处方、用药不适宜处方及超常处方。

（1）不规范处方：违反处方书写基本要求＋医师未按照抗菌药物临床应用管理规定开具抗菌药物处方。

（2）不适宜处方：用药与诊断不相符；遴选的药品不适宜；药品剂型或给药途径不适宜；无正当理由不首选国家基本药物；用法、用量不适宜；联合用药不适宜；重复给药；有配伍禁忌或者不良相互作用；其他用药不适宜情况。

（3）超常处方：无适应证用药；无正当理由开具高价药；无正当理由超说明书用药；无正当理由为同一患者同时开具两种以上药理作用机制相同药物

2. 审核结果处理

（1）药师在审查过程中发现处方中有不利于患者用药处或其他疑问时，应联系处方医师进行干预，经医师改正并签字确认后，方可调配。

（2）对发生严重药品滥用和用药失误的处方，应拒绝调配并按有关规定报告。

第三节　处方调配

考点1★★　门诊处方调配

1. 仔细阅读处方，按照药品顺序逐一调配。

2. 对麻醉药品等特殊管理药品分别登记账卡。

3. 药品配齐后，与处方逐条核对药名、剂型、规格、数量和用法，准确规范地书写标签。

4. 调配好一张处方的所有药品后再调配下一张处方，以免发生差错。

5. 对需要特殊保存的药品加贴醒目的标签提示患者注意。

6.有条件的单位，尽量在每种药品外包装上分别贴上用法、用量、贮存条件等的标签。

7.调配或核对后签名或盖名章。

8.注意法律法规、医保制度等有关规定的执行。

考点 2 ★★★　住院医嘱调配

1.病区用药医嘱单的调配

（1）一般采取每天调配的方式发放长期医嘱药品，临时医嘱需要急配急发。

（2）住院患者口服药按每次用药包装，包装上应注明患者姓名和服药时间。

（3）需提示特殊用法和注意事项的药品，应由药师加注提示标签或向护士特别说明。

2.出院带药的处方调配

（1）审核出院带药处方，包括患者姓名、病案号、药名、剂量、用法用量、疗程、重复用药、配伍禁忌等。

（2）加注服药指导标签。

（3）在药品外包装袋上应提示患者医院及药房电话电码。

考点 3 ★★　药品名称

1.药品商品名及品牌名　指国家药品监督管理部门批准的特定企业使用的该药品专用商品名称。

2.药品别名　多为习用的俗称，如马来酸氯苯那敏别名为扑尔敏。

考点 4 ★★★　药品包装和贮存

1.识别合适包装　药品最小包装，常指最小销售单元的包装。

2.识别合适的贮存要求　以下为各类药物的贮存温度。

（1）一般药品：室温（10～30℃）。

（2）标有"阴凉处"：不超过20℃的环境中。

（3）标有"凉暗处"：温度不超过20℃＋遮光。

（4）标有"冷处"：2～10℃环境中。

（5）特殊药品：应按照说明书要求贮存药品。

（6）一般规律：2℃以上时，温度越低，对保管越有利。

考点5★★　单剂量调配

1.概念　单剂量调配指住院患者所需用药品经药师调配成单一包装，置于单剂量药盒或药袋后给予患者服用。

2.流程　病区用药医嘱单经医师审核后转入护士站再次审核，下达到住院部药房，药师经过审核，确认医嘱合理后，打印医嘱单，药师按照医嘱将药品摆放入患者的服药杯或用单剂量包药机包装。调配好的药品由药师与领药护士核对交接，签字后交予领药人员。领至科室的药品由科室护士核对无误后按时发放给患者。

3.单剂量配方系统　单剂量配方系统又称单元调剂系统、单剂量配发药品系统（UDDS）。其是指调剂人员把患者所需服用的各种固体制剂，按一次剂量借助分包机用铝箔或塑料袋热合后单独包装。我国部分医院的住院药房已经实行UDDS。

考点6 ★★ 用法用量标签及特别提示签

用法用量标签及特别提示签	尽量在每种药品上分别贴用法、用量、贮存条件	服药标签用通俗易懂的语言写明用法用量
	调配药品时应根据患者情况加贴个体化用药方法	
	标签标识内容： ①药品通用名或商品名、剂型、剂量和数量 ②用法用量 ③患者姓名 ④调剂日期 ⑤贮存方法和有效期 ⑥有关服用注意事项 ⑦调剂药房的名称、地址和电话	对需特殊保存条件的药品可加贴醒目标签，提示患者注意
		加贴特殊提示的标签
		有条件者，可打印更为详尽的用药指导标签

考点7 ★★ 核查与发药

1. 核查 处方药品调配完成后由另一药师再次全面认真地审核一遍处方内容，确认无误，并在处方上签字。

2. 发药 是调剂工作的最后环节，必须把好这一关。以下为发药步骤。

（1）核对患者姓名，宜采用两种方式核对患者身份。

（2）逐一核对药品与处方的相符性，检查药品剂型、规格、剂量、数量、包装，并签字。

（3）发现处方调配有错误时，应将处方和药品退回调配处方者，并及时更正。

（4）发药时向患者交代每种药品的使用方法和特殊注意事项。向患者交付处方药品时，应当对患者进行用药指导。

（5）发药时应注意尊重患者隐私。

（6）如患者有问题咨询，应尽量解答。

第四节 药品管理和供应

考点1★★★ 影响药品质量的因素

1. 环境因素

（1）日光：日光中的紫外线对药品变化常起催化作用，加速药品氧化、分解。

（2）空气：空气中的氧气和二氧化碳，导致药品氧化、变质。

（3）湿度：湿度太大，使药品潮解、液化、变质或霉败；湿度太小，易使某些药品风化。

（4）温度：温度过高和过低都可引起药品变质，特别是温度过高时。

（5）贮存时间：有些药品因其性质或效价不稳定，尽管贮存条件适宜，时间过久也会逐渐变质、失效。

（6）震荡：人促红细胞生成素在流通、储存和使用过程中应注意尽量静脉注射或皮下注射，冷处储存，以及切勿震动。

2. 人为因素

（1）人员设置。

（2）药品质量监督管理情况，如规章制度的建立、实施及监督执行。

（3）药学人员的药品保管养护技能以及对药品质量的重视程度、责任心的强弱，身体条件、精神状态的好坏等。

3. 药品因素

（1）易水解：酯类、酰胺类、青霉素和头孢类。

（2）易氧化：酚类、烯醇类、芳胺类、吡唑酮类、噻嗪类。

（3）剂型和辅料。

（4）包装材料。

考点2★★　药品质量验收

1.药品的包装与说明书

（1）药品内包装：应清洁，无污染，干燥，封口应严密、无渗漏、无破损。

（2）药品外包装：应坚固耐压、防潮、防震动。包装用的衬垫、缓冲材料应清洁卫生、干燥、无虫蛀。外包装须印有体积、重量及易碎、小心轻放、向上、请勿倒置、防潮、防热、防冻等储运图示标志及危险药品的包装标志。

（3）最小包装必须附有说明书。

（4）药品内标签应当包含药品通用名称、适应证或功能主治、规格、用法、用量、生产日期、产品批号、有效期、生产企业等内容。

（5）药品外标签：①应当注明药品通用名称、成分、性状、适应证或者功能主治、规格、用法、用量、不良反应、禁忌证、注意事项、贮藏条件、生产日期、产品批号、有效期、批准文号、生产企业等。②"适应证或功能主治、用法、用量、不良反应、禁忌证、注意事项"不能全部注明的，应当标出主要内容，并注明"详见说明书"字样。

2.药品的外观质量检查

（1）检查方法：①通过人的视觉、触觉、听觉、嗅觉。②最基本的技术依据为比较法。③检查时需将包装容器打开。

（2）判断依据与处理：①以药品质量标准、药剂学、药物分析及药品说明书的相关知识与内容为依据进行判断。②一旦判定药品变质应按照假药处理，不得再使用。

（3）不同剂型药品的外观检查内容

①片剂：形状一致、色泽均匀、片面光滑、无色斑，厚度均匀，气味、味感正常。

②胶囊剂：大小一致，无瘪粒、变形、膨胀等现象。

③注射剂：包装严密、澄明度好、色泽均匀、无变色、沉淀、混浊、结晶、霉变等现象。

④颗粒剂：检查外形、大小、气味，有无潮解、结块、发霉、生虫。

⑤口服液：检查包装，有无漏液、霉变，颜色、气味、黏度。

⑥喷雾剂、酊剂、合剂、糖浆剂：有无结晶析出、混浊沉淀、异臭、霉变、破漏、异物、酸败、溶解结块、风化等现象。

⑦散剂：有无吸潮结块、发黏、生霉、变色等。

⑧栓剂：外形大小是否一致，有无瘪粒、变形、膨胀、软化、霉变、异臭。

⑨丸剂：有无虫蛀、霉变、粘连、色斑、裂缝等。

⑩软膏剂：应检查均匀度、细腻度，有无异臭、酸败、干缩、变色、油层析出等变质现象。

⑪生物制品——肝素、核糖核酸注射剂、泛癸利酮片等：其中液体生物制品应检查有无变色、异臭、摇不散的凝块及异物，冻干生物制品应为白色或有色疏松固体，无融化迹象。

3. 有效期　药师应能正确识别药品有效期并加强效期药品管理，避免由于管理不当而出现近效期药品甚至过期药品。药品有效期按年、月、日的顺序标注，年份用四位数字表示，月、日用两位数表示。其具体标注格式为"有效期至XXXX年XX月"或者"有效期至XXXX年XX月XX日"。

考点3 ★★★ 药品的贮存与保管

1. 易受光线影响而变质的药品及保管方法

（1）易受光线影响而变质的药品

①生物制品：肝素、核糖核酸注射剂、泛癸利酮片等。

②维生素、辅酶、氨基酸：维生素C、维生素K、维生素B_1、维生素B_2、维生素B_6、维生素E、维生素B_{12}片剂及注射剂、复方水溶性维生素、辅酶Q_{10}、赖氨酸、谷氨酸钠注射液等。

③平喘药：氨茶碱及茶碱制剂。

④糖皮质激素：氢化可的松、醋酸可的松、地塞米松注射液。

⑤抗结核药：对氨基水杨酸钠、异烟肼片及注射剂、利福平片。

⑥止血药：酚磺乙胺、卡巴克络注射液、卡络磺钠注射剂。

⑦抗贫血药：硫酸亚铁片、甲钴胺制剂。

⑧抗休克药：多巴胺、肾上腺素注射剂。

⑨利尿药：呋塞米、布美他尼片剂及注射剂、氢氯噻嗪片、吲达帕胺片、乙酰唑胺片。

⑩镇痛药：哌替啶、复方氨基比林片剂及注射剂、布洛芬胶囊。

⑪心血管系统用药：硝普钠、硝酸甘油、单硝酸异山梨酸、胺碘酮、噻氯匹定片及胶囊、奥扎格雷注射剂。

⑫消毒防腐药：过氧化氢溶液、乳酸依沙吖啶溶

液、呋喃西林溶液、聚维酮碘溶液、碘酊、磺胺嘧啶银乳膏。

⑬滴眼剂：普罗碘胺、水杨酸毒扁豆碱、毛果芸香碱、利巴韦林、硫酸阿托品、丁卡因、利福平。

（2）保管方法：①可采用棕色或用黑色纸包裹的玻璃瓶包装。②放在阴凉干燥、阳光不易直射处。③门窗黑帘遮光。

2.易受湿度影响而变质药品及保管方法

（1）易受湿度影响而变质的药品

①抗生素：氨苄西林胶囊及注射剂、注射用普鲁卡因－青霉素、注射用阿洛西林钠、头孢米诺钠、注射用乳糖酸红霉素、琥乙红霉素、罗红霉素片及胶囊。

②维生素：维生素 B_1 片、维生素 B_6 片、维生素C片及泡腾片、复合维生素 B 片、鱼肝油丸、复方氨基酸片或胶囊、多种维生素和微量元素片。

③消化系统用药：胰酶片、淀粉酶片、胃蛋白酶片及散剂、含糖胃蛋白酶散、多酶片、酵母片、硫糖铝片、双八面蒙脱石散、胃膜素、颠茄片、聚乙二醇电解质散。

④抗贫血药：硫酸亚铁片、乳酸亚铁片、葡萄糖酸亚铁片、多糖铁丸。

⑤电解质及微量元素：氯化钾片、氯化铵片、碘化钾片、复方碳酸钙片、碳酸氢钠片、口服补液盐。

⑥镇咳祛痰平喘药：复方甘草片、苯丙哌林片、福尔可定片、异丙肾上腺素片、氨茶碱片、多索茶碱片。

⑦降糖药：阿卡波糖片。

⑧解热镇痛药：阿司匹林片、卡巴匹林钙散。

⑨镇静及抗癫痫药：溴化钾片、苯妥英钠片。

⑩消毒防腐药：含碘喉片、西地碘片、氯己定片。

⑪含水溶性基质的栓剂：甘油栓、克霉唑栓、氯己

定栓。

另，易风化的药品有阿托品、可待因、硫酸镁等。

（2）保管方法：①使用密封包装，如软木塞、蜡封，外加螺旋盖盖紧。②控制药库内的湿度，保持相对湿度为35%～75%。③设置除湿机、排风扇或通风器。④可辅用吸湿剂。

3. 易受温度影响而变质药品及保管方法

（1）易受温度影响而变质的药品

1）需在阴凉处贮存的药品

①抗感染药物：头孢拉定、头孢呋辛钠、头孢曲松钠注射剂、奈替米星注射液、克拉霉素片、诺氟沙星、利福平片及胶囊、左氧氟沙星片及注射剂、两性霉素 B 阴道泡腾片、替硝唑注射剂。

②钙通道阻滞剂：维拉帕米片及注射剂。

③解痉药：硫酸阿托品注射液。

④其他：溶菌酶、复方脑蛋白水解物片。

2）需在凉暗处贮存的药品

①抗菌药物：注射用头孢他啶、头孢哌酮 – 舒巴坦、头孢克洛片及胶囊、头孢氨苄片及胶囊、注射用青霉素、青霉素 V 钾、注射用哌拉西林钠、美洛西林钠、头孢唑林钠、硫酸庆大霉素注射液、硫酸妥布霉素注射液、硫酸阿米卡星注射液、乙酰螺旋霉素片。

②消化系统用药：托烷司琼注射剂、硫普罗宁片及注射液、曲匹布通片、熊去氧胆酸片、鹅去氧胆酸片、胶体酒石酸铋、枸橼酸铋钾颗粒、硫糖铝混悬液。

③止咳药：复方甘草合剂等。

④维生素：复方维生素 AD 制剂。

⑤酶类制剂：注射用胰蛋白酶、糜蛋白酶、玻璃酸酶、辅酶 A、三磷酸腺苷注射液、乳酶生。

⑥氨基酸制剂：复方氨基酸注射剂。

⑦眼科用药：硝酸毛果芸香碱滴眼液。

⑧其他：曲克芦丁注射液、肝素钠注射液。

3）需在冷处贮存的药品

①胰岛素制剂：胰岛素、胰岛素笔芯、低精蛋白锌胰岛素、珠蛋白锌胰岛素、精蛋白锌胰岛素、重组人胰岛素、中性胰岛素注射液。

②人血液制品：胎盘球蛋白、人血丙种球蛋白、乙型肝炎免疫球蛋白、破伤风免疫球蛋白、人纤维蛋白原注射剂。

③抗毒素、抗血清：精制破伤风抗毒素、精制白喉抗毒素、精制肉毒抗毒素、精制气性坏疽抗毒素、精制抗炭疽血清、精制抗蛇毒血清、精制抗狂犬病血清、旧结核菌素注射剂。

④生物制品：促肝细胞生长素、促红细胞生成素、重组人干扰素 $\alpha 2b$ 制剂、重组人血管内皮抑制素注射液。

⑤子宫收缩及引产药：缩宫素、地诺前列酮、垂体后叶素注射剂。

⑥抗凝血药：尿激酶、凝血酶、链激酶、巴曲酶、降纤酶注射剂。

⑦止血药：奥曲肽注射液、生长抑素。

⑧微生态制剂：双歧三联活菌胶囊等。

⑨抗心绞痛药：亚硝酸异戊酯吸入剂。

4）不宜冷冻的药品

①胰岛素制剂：胰岛素、胰岛素笔芯、低精蛋白锌胰岛素、珠蛋白锌胰岛素、精蛋白锌胰岛素注射剂。

②人血液制品：人血白蛋白、人免疫球蛋白、人血丙种球蛋白、乙型肝炎免疫球蛋白、破伤风免疫球蛋白，人纤维蛋白原注射剂。

③输液剂：甘露醇、羟乙基淀粉氯化钠注射液。

④乳剂：脂肪乳、前列地尔注射液、康莱特注射液等。

⑤活菌制剂：双歧三联活菌制剂等。

⑥局部麻醉药：罗哌卡因、丙泊酚注射剂。

⑦其他：亚砷酸注射液、西妥昔单抗注射液等。

5）不宜振摇的药品：重组人促红细胞生成素注射剂。

（2）保管方法：①怕热药品，可据具体情况，分别存放于"阴凉处""凉暗处"或"冷处"。②对挥发性大的药品，在温度高时容器内压力大，不应剧烈震动；开启前应充分降温，以免药液冲出造成伤害事故。

4. 中药饮片与成成药的贮存与保管

（1）中药饮片的保管方法

①防霉：主要应严格控制水分和储存场所的温度、湿度，避免日光和空气的影响，使真菌不易生长繁殖。

②防虫蛀：药材进库前，应把库内彻底清理，以杜绝虫源。

③防鼠：中药库须有防鼠设备。

④防真菌害虫：贮存过程中，应控制室内温度、湿度，也可打成压缩包以减少与空气的接触面积。

（2）中成药的保管方法

①颗粒剂：潮湿环境中极易潮解、结块，泡腾型颗粒剂贮存时应避免受潮。

②散剂：受潮后会发生变色、结块、药效降低以及微生物滋生等变化，所以防潮是保证散剂质量的重要措施。

③煎膏剂：含有大量糖类、蛋白质等物质，因此贮存不当很易霉变、酸败；一般应密闭贮于阴凉干燥处，如

十全大补膏、益母草膏、枇杷膏等。

考点 4 ★★　药品供应

1. 药品入库管理制度

（1）验收者依据《采购药品计划表》、随货同行票据接货、清点，并在回执上签字。

（2）验收者执行药品验收程序，对购进的药品依据原始凭证，严格按照质量标准和质量保证协议书的规定，进行逐批验收，并做好记录。

（3）验收者严格按照质量标准和质量保证协议书的规定，在待验区进行逐批验收，并于 24 小时内完成。

（4）验收者进行药品外观质量检查，核对药品的名称、生产企业规格、批准文号、产品批号、生产日期、有效期等，并进行药品购入验收记录。

（5）对距有效期不足 6 个月的药品，应拒绝验收。

（6）验收后，验收者填写《药品验收入库单》。

（7）药品入库时，凭验收者签字的《药品验收入库单》、随货同行票据办理药品入库，并签字或盖章确认。

（8）药品的整件包装中，应有产品合格证。

（9）对货与票不符、质量异常、包装不牢固或破损、标识模糊不清或脱落、药品超过有效期等情况、包装的标签和所附说明书不符合规定的药品，验收者应拒收，不得入库。

（10）验收记录保存至超过药品有效期 1 年，且不得少于 3 年。

2. 药品出库管理制度　药房凭领药单（一式三份，药库、药房、负责人各保留一份），经负责人签字后，药库方可发出药品。

考点 5 ★★　高警示药品的管理

1. 概念　高警示药品（旧称高危药品）是药理作用显著且迅速、一旦使用不当可对人造成严重伤害和死亡的药品。

2. 简要分类　包括高浓度电解质制剂、肌肉松弛剂及细胞毒类药品等。

考点 6 ★★★　麻醉药品和精神药品的管理

1. 麻醉药品和第一类精神药品管理　不得零售。

（1）"印鉴卡"的管理

（2）专用保险柜和"基数卡"管理

（3）药品采购与验收

（4）药品的贮存和保管

①医疗机构麻醉、精神药品库必须配备保险柜，门、窗有防盗监控设施。

②专人负责、专用库房，指定人员保管库房钥匙。

③贮药保险柜双人双锁负责。

④打开保险柜密码锁时，除操作者外其他人员应回避，避免直视。

（5）药品的领发

①各调剂部门指定专人，凭处方、专册登记表、领药本领取麻醉药品、一类精神药品；数量不得超过"基数卡"限定的数量。

②发药人和领药人需认真核对发药名称、数量、产品批号、有效期，并在领药手续上签字。

③领药人员必须亲自运送药品至领药部门并将药品存入专用保险柜、完成入账等相关手续，中途不得停留或办理其他事宜。

（6）调剂部门的药品使用管理

①专用处方，专用账册，专册登记，专柜加锁，专人负责。

②调剂部门应指定符合资质的药学专业技术人员管理麻醉药品、一类精神药品，"日清日结"。

③管理人员每天下班前，应核对药品和相关记录。

④药品调剂应指定发药窗口，调配人员应严格按照麻醉药品、精神药品处方管理规定审核、发药。

2.第二类精神药品管理

（1）资质：除医疗机构外，经各省、自治区、直辖市食品药品监督管理局认定的第二类精神药品制剂经营企业方可经营该类制剂。

（2）管理

①采购。

②验收："双人验收"。

③贮存与保管：固定的位置＋防盗措施。

④账目管理。

⑤处方调剂管理：第二类精神药品每张处方不超过7日常用量；处方应留存两年备查；第二类精神药品零售企业必须按规定剂量凭加盖医疗机构公章的处方销售该类精神药品，禁止超剂量销售、无处方销售。

考点7★★　兴奋剂管理

1.概念　兴奋剂是指运动员参赛时禁用的药物，具体是指能起到增强或辅助增强自身体能或控制能力，以达到提高比赛成绩的某些药物或生理物质。一般分为蛋白同化制剂、肽类激素、麻醉药品、精神刺激剂（含精神药品）、药品类易制毒化学品、医疗用毒性药品及其他类。

2.兴奋剂的危害及避免使用的原因

（1）蛋白同化激素

1）举例：甲睾酮、苯丙酸诺龙。

2）滥用目的：促使体格强壮、肌肉发达、增强爆发力。

3）代价：①男性长期应用导致阳痿、睾丸萎缩、精子生成减少，甚至无精子。②女性长期应用，导致月经紊乱，甚至闭经和不孕，出现男性化症状，即使停药也不可逆转。③不论男女，均会诱发高血压、冠心病、心肌梗死与脑动脉硬化和脑血管破裂，以及引起肝癌、肾癌等疾病。

（2）肽激素类：人生长激素、人促红细胞生成素、重组人促红细胞生成素、促性腺激素。

1）人生长激素

①滥用目的：刺激骨骼、肌肉和组织的生长发育；常被田径、举重等选手滥用。

②代价：手、足、脸以及内部器官的不正常发育。

2）红细胞生成素

①滥用目的：刺激血红细胞的生长，以提高血液中携氧量；常被自行车、赛艇、短跑和长跑选手滥用。

②代价：肝功能和心脏功能衰竭，并可引起糖尿病。

（3）麻醉药品

1）举例：可待因、哌替啶、芬太尼。

2）滥用目的：让运动员能长时间忍受肌肉疼痛；可被游泳和长跑选手滥用。

3）代价：能使伤口进一步恶化，导致呼吸困难和药物依赖。

（4）精神刺激剂

1）举例：可卡因。

2）滥用目的：使运动员情绪高涨、斗志昂扬，还能产生欣快感，能忍受竞技造成的伤痛，并提高攻击力。

3）代价：用量大时，会出现中毒症状，呼吸快而浅，血压上升等，严重时会因呼吸麻痹而死亡。

（5）药品类易制毒化学品

1）举例：麻黄碱。

2）滥用目的：提高运动员呼吸功能，改善循环，增加供氧能力，并能振奋精神。

3）代价：长期服用会有头痛、心悸、焦虑、失眠、耳鸣、颤抖等不良反应，严重中毒时，会因心力衰竭和呼吸衰竭而死亡。

（6）其他

1）β受体阻断剂

①滥用目的：有镇静效果，如射击、体操、滑雪、赛车等项目的运动员用后，使之正常或超常发挥竞技水平，取得良好成绩。

②代价：滥用会引起头晕、失眠、抑郁、幻觉、心动过缓、低血压，严重者可诱发支气管哮喘。若长期使用后突然停药，则会引发心动过速，心肌梗死，乃至突然死亡。

2）利尿剂

①滥用目的：帮助人短时间内急速降低体重，被自行车、柔道、摔跤和举重选手滥用。

②代价：易造成人体严重脱水、肾衰竭。

3.兴奋剂的管理

（1）药品批发企业经营蛋白同化制剂、肽类激素应有专门的管理人员。

（2）有专储仓库或者专储药柜。

（3）有专门的验收、检查、保管、销售和出入库登记制度。

（4）记录应当保存至超过蛋白同化制剂、肽类激素有效期2年。

考点8★★　生物制品管理

1. 概念　生物制品是以微生物、细胞、动物或人源组织和体液等为原料，应用传统技术或现代生物技术制成，用于人类疾病的预防、治疗和诊断。

2. 管理

（1）贮存与保管：①生物制品贮存库应指定专人负责管理，进出库均需及时填写库存货位卡及分类账并签字。②贮存温度通常为2～8℃，贮存库的温度、湿度及避光要求应符合要求。③每日在上、下午固定时间检查和记录贮存库的温度、湿度等。

（2）运输：应遵循运输三原则。①采用最快速的运输方法，缩短运输时间。②一般应用冷链方法运输。③运输时应注意防止制品冻结。

（3）入库验收：我国对疫苗类制品、血液制品、用于血源筛查的体外生物诊断试剂以及国家药品监督管理局规定的其他生物制品实行批签发管理，每批制品出厂上市或者进口时进行强制性检验、审核的制度。

（4）使用管理：①调配生物制品须凭医师开具的处方或医嘱单，经药师审核合格后予以调配、复核、发放或配置。②使用中密切观察药物不良反应。

考点9★★　血液制品管理

1. 概念　血液制品是指由健康人血浆或经特异性免疫的人血浆经分离、提纯或由重组DNA技术制成的血浆蛋白组分以及血液细胞有形成分蛋白的统称。

2. 管理

（1）原料血浆管理：①国家实行单采血浆站统一规划、设置的制度。②一个单采血浆站只能与一个血液制品生产单位签约和提供原料血浆，并接受其业务技术指导和质量监督。

（2）血液制品管理：①药库设置血液制品待验区、合格区、不合格区，且应严格划分。②购入验收时需详细核查检验报告书，进口者还需查验进口药品注册证、血液制品批签发报告。③入库药品按照说明书要求贮存。

（3）使用管理：①医务人员要严格掌握血液制品特别是人血白蛋白等使用的适应证和禁忌证。②对使用血液制品进行有效的血液警戒和药物警戒。③遵循不良反应"可疑即报"的原则。④注意血液制品中的防腐剂、稳定剂等辅料的不良反应或潜在风险。

考点 10 ★★★　医疗机构制剂管理

1. 概念　医疗机构制剂指医疗机构根据本单位临床需要而批准而配制、自用的固定处方制剂。

2. 禁止配制情况

（1）市场上已有供应的品种。

（2）含有未经国家药品监督管理局批准的活性成分的品种。

（3）生物制品（除变态反应原外）。

（4）中药注射剂。

（5）中药、化学药组成的复方制剂。

（6）麻醉药品、精神药品、医疗用毒性药品、放射性药品等。

3. 申请流程

（1）临床前研究。

（2）申报资料。

（3）制剂申请。

（4）临床研究。

（5）《医疗机构制剂注册批件》及批准文号。医疗机构制剂批准文号的格式为：X 药制字 H（Z）+4 位年号 +4 位流水号（X– 省、自治区、直辖市简称，H– 化学制剂，Z– 中药制剂）。

4. 使用管理

（1）医疗机构制剂只能在本医疗机构内凭执业医师或者执业助理医师的处方使用，不得进入市场。

（2）遇到灾情、疫情、突发事件或者临床急需而市场没有供应时，需使用者可提出申请。

（3）医疗机构制剂调剂使用时不得超出规定的期限、数量和范围。

第三章　用药安全

第一节　用药错误与防范

考点1★★　用药错误的基本知识

1.定义　用药错误为药物在临床使用全过程中出现的、任何可以防范的用药不当。

2.用药错误的原因

（1）管理缺失：①工作流程和环境的缺陷。②培训缺失。③患者教育欠缺。

（2）认知障碍：患者记忆力缺失或有精神障碍。

（3）操作失误：①沟通失误。②剂量计算错误。③给药时间、途径或剂型错误。

（4）其他因素：①产品缺陷。②患者自行中断用药，自行选购药品时误用假药、劣药。

3.用药错误的类型

（1）处方错误。

（2）转抄差错。

（3）调剂错误。

（4）给药错误。

（5）患者依从性错误。

（6）监测错误。

（7）其他用药错误。

考点 2 ★★★ 用药错误的防范

1. 发现用药错误的方法

（1）用药错误和 ADEs 报告系统。

（2）病历审查。

（3）计算机检测。

（4）直接观察。

各检测方法介绍

检测方法	说明	数据来源	优点	缺点
自愿报告	报告者提供事件报告	患者、医疗记录	数据充分；事件描述可帮助工作人员找到错误原因	仅能检测到很小比例的事件
病历审查	查阅住院病历寻找 ADEs 发生证据	病历	最有可能确认患者伤害事件；检测数量超过自愿报告	在没有计算机的情况下费时
计算机检测	计算机扫描医嘱、实验室值，寻找 ADEs 可能的信号；追踪结果	计算机触发的信号	集中检查者注意力；最高的 ADEs 预测能力；检测数量超过自愿报告	需电子数据支持系统；当有潜在 ADEs 时，需进一步调查
电子记录	软件扫描病历，寻找 ADEs 证据并追踪结果	电子医疗记录，出院小结	高效，检测 ADEs 的比例高	需要电子记录和出院小结

续表

检测方法	说明	数据来源	优点	缺点
强制报告	访谈报告者	报告者	除自愿报告系统的优势；其可在主治医和护士交班时实施	仅能检测到很小比例事件

2. 预防用药错误的策略

（1）倡导和建立正确的用药安全文化：个人观，系统观。

（2）环境与流程的优化与改进。

（3）管理规范到位：①规范处方行为，预防沟通失误。②规范药品购入管理，预防产品缺陷引发用药错误。③规范操作流程，定期检查落实。④使用药物评估系统。

（4）人员培训。

3. 不同环节用药错误的防范措施

（1）开处方环节

1）学习与沟通，掌握选择正确药物的知识与信息。

2）观察与思考，实现个体化治疗。

3）修订医嘱后及时沟通，提醒护士和其他人员。

4）医嘱完整不漏项。

5）医嘱清楚准确：①不使用不规范、不明确的缩写。②不使用不清楚的用法说明。③使用精确的药物剂量单位而不写剂型单位。④按照标准命名法开药方。⑤"units"应拼写出全名。⑥开医嘱或写处方时应清晰易读。⑦口授药物处方和医嘱只在特定时允许。⑧尽可能开口服药，而不开注射剂。⑨开方医师尽可能地与患者、看护交流。

（2）药品调配环节

1）保持清新、整齐、干净和安静的环境：①合理设计调配区域。②减少打扰。③药品摆放整齐有序。④设置存放专柜。

2）坚持核对，规范操作：①审核处方，发现问题不猜测，立即与相关人员沟通，确认无误后调配。②每次配方尽可能1次完成。③按处方顺序调配和码放药品。④配药后核对，核对的内容包括药名、规格、数量、标签和包装。

3）保证足够的人力配备：减少因人员不足所致忙乱无序而带来的调配差错。

（3）药师发药环节

1）管理层面：①保证足够的人力配备，减少因人员不足而带来的发药差错。②加强培训，不断提高每个药师的知识与技能水平。③建立符合工作实际的管理制度。

2）技术层面：①良好的服务态度和服务语言标准化。②交代药物的用量。③交代用药时间。④多药合用，交代服药间隔时间有些药不能和其他药同时服用。⑤交代用药途径及用药方法。⑥交代用药注意事项。⑦指导患者正确应用特殊包装或特殊装置药品。⑧交代药品贮存条件与方法。

4. 临床药师在用药错误防范工作中的作用　理想的模式是临床药师与开方者合作来制定、执行、监控治疗计划。

（1）审核处方或者实行医嘱重整：尤其是在患者入院、转出或出院时，及时发现用药错误并进行有效干预，保证患者安全。

（2）提供药学服务：①及时了解和掌握专业领域的知识，查阅文献，参与患者治疗计划的制定。②参与到药物治疗监控，包括治疗方案和药物使用的正确性评价。

③重复检查可能的药物相互作用和评价相关临床与实验数据。④给医师与护士提供有关药物治疗状况和正确使用药物的信息及建议。⑤开展药物使用评价工作，确保药物使用的安全、有效、经济。

（3）检查和指导药物的临床使用。

（4）复查患者的用药情况。

（5）帮助医生收集和完善患者的临床信息。

（6）为患者提供用药教育。

考点3★★★　药品服用的适宜时间

1.意义

（1）顺应人体生物节律的变化，充分调动人体内积极的抗病和免疫能力。

（2）增强药物疗效，提高其生物利用度。

（3）减少或规避药物的不良反应。

（4）降低给药剂量，节约医疗资源。

（5）提高用药的依从性。

2.具体举例

（1）清晨

①糖皮质激素：泼尼松，泼尼松龙，地塞米松。

②抗高血压药：氨氯地平，拉西地平，依那普利，贝那普利，氯沙坦，缬沙坦，索他洛尔。

③抗抑郁药：氟西汀，帕罗西汀，瑞波西汀，氟伏沙明。

④利尿药：呋塞米，螺内酯。

⑤驱虫药：阿苯达唑，甲苯达唑，哌嗪，噻嘧啶。

⑥泻药：硫酸镁。

（2）餐前

①胃黏膜保护药：磷酸铝，复方三硅酸镁，复方铝

酸铋。

②收敛药：鞣酸蛋白。

③促胃动力药：甲氧氯普胺，多潘立酮，莫沙必利。

④降糖药：氯磺丙脲，格列本脲，格列齐特，格列吡嗪，格列喹酮，罗格列酮。

⑤钙磷调节药：阿仑膦酸钠，丙氨膦酸二钠，氯屈膦酸钠。

⑥抗菌药物：头孢拉定，头孢克洛，氨苄西林，阿莫西林，阿奇霉素，克拉霉素，利福平。

⑦广谱抗线虫药：伊维菌素。

（3）餐中

①降糖药：二甲双胍，阿卡波糖，格列美脲。

②助消化药：酵母，胰酶，淀粉酶。

③非甾体抗炎药：舒林酸，吡罗昔康，依索昔康，美洛昔康，奥沙普嗪。

④肝胆辅助用药：熊去氧胆酸。

⑤抗血小板药：噻氯匹定。

⑥减肥药：奥利司他。

⑦分子靶向抗肿瘤药：伊马替尼。

⑧抗结核药：乙胺丁醇，对氨基水杨酸。

（4）餐后

①非甾体抗炎药：阿司匹林，二氟尼柳，贝诺酯，对乙酰氨基酚，吲哚美辛，尼美舒利，布洛芬，双氯芬酸，甲氯芬那酸，甲芬那酸。

②维生素：维生素 B_1，维生素 B_2。

③组胺 H_2 受体阻断剂：西咪替丁，雷尼替丁，法莫替丁。

（5）睡前

①催眠药：水合氯醛，咪达唑仑，艾司唑仑，异戊巴比妥，地西泮，苯巴比妥。

②平喘药：沙丁胺醇，二羟丙茶碱（氨茶碱应早晨7～8点使用为佳）。

③调节血脂药：洛伐他汀，普伐他汀，辛伐他汀，氟伐他汀，瑞舒伐他汀，阿托伐他汀。

④抗过敏药：苯海拉明，异丙嗪，氯苯那敏，特非那定，赛庚啶，酮替芬。

⑤钙剂：碳酸钙。

⑥缓泻药：比沙可啶，液体石蜡。

⑦组胺 H_2 受体阻断剂：西咪替丁。

3. 精细调节

（1）"早降血压晚降脂"适用于"杓型"血压。

（2）钙通道阻滞剂：早晨或晚上服药对 24 小时平均血压的作用相同，但晚上服药可更有效地降低夜间平均血压，进而有助于非杓型血压向杓型血压的转化。

（3）血管紧张素 Ⅱ 受体阻断剂：任何时间服用均可达到全天有效控制血压的目的，但睡前服药可使昼夜血压比值增高，并有助于非杓型血压向杓型血压转化。

（4）清晨服用利尿剂，则有助于非杓型血压转化为杓型血压；同时清晨服用利尿剂可减少起夜次数，避免夜间排尿过多；呋塞米在上午 10 时服用利尿作用最强。

（5）晚上服用长效 β 受体阻断剂可以不影响整体血压控制，更有效地降低清晨血压。

（6）氨基糖苷类抗生素：其毒性夜间高于白天，因此可增加白天剂量，降低夜间剂量。

（7）多数平喘药宜于临睡前服用，因为凌晨 0～2 时是哮喘者对乙酰胆碱和组胺反应最为敏感的时间，即哮喘的高发时间；而氨茶碱则以早晨 7 时应用效果最好。

（8）肾上腺素能 β_2 受体激动剂：可采取晨低、夜高的给药方法，以利药物在清晨呼吸道阻力增加时达较高血浓度。

考点4 ★★★ 剂型的正确使用

1. 滴丸

（1）用途：多用于病情急重者，如冠心病、心绞痛、咳嗽、急慢性支气管炎等。

（2）注意：①仔细看好药物的服法，剂量不能过大。②宜以少量温开水送服，有些可直接含于舌下。③滴丸在保存中不宜受热。

2. 泡腾片 应用时宜注意：①口服的泡腾片一般宜用 100 ～ 150mL 凉开水或温水浸泡。②药液中有不溶物、沉淀、絮状物时不宜服用。③严禁直接服用或口含。④不应让幼儿自行服用。

3. 舌下片 应用时宜注意：①用药时宜迅速，含服时把药片放于舌下。②含服时间一般控制在 5 分钟左右，以保证药物充分吸收。③不能用舌头在嘴中移动舌下片以加速其溶解，不要咀嚼或吞咽药物，不要吸烟、进食、嚼口香糖，保持安静，不宜多说话。④含后 30 分钟内不宜吃东西或饮水。

4. 咀嚼片 应用时宜注意：①口腔内的咀嚼时间宜充分。②咀嚼后可用少量温开水送服。③用于中和胃酸时，宜在餐后 1 ～ 2 小时服用。

5. 软膏剂、乳膏剂 应用时宜注意：①涂敷前将皮肤清洗干净。②对有破损、溃烂、渗出的部位一般不要涂敷。③涂抹部位有过敏反应，应立即停药。④部分药物涂后采用封包可显著地提高角质层的含水量，封包条件下的角质层含水量可由 15% 增至 50%，增加药物的吸收，可提高疗效。⑤涂敷后轻轻按摩可提高疗效。⑥不宜涂敷于口腔、眼结膜。

6. 含漱剂 应用时宜注意：①含漱剂中的成分多为消毒防腐药，含漱时不宜咽下或吞下。②对幼儿以及恶心、呕吐者暂时不宜含漱。③按说明书的要求稀释浓溶液。④含漱后不宜马上饮水和进食，以保持口腔内药物浓度。

7. 滴眼剂　使用步骤：①清洁双手，将头部后仰，眼向上望，用食指轻轻将下眼睑拉开成钩袋状。②将药液从眼角侧滴入眼袋内，一次滴 1～2 滴；滴药时应距眼睑 2～3cm，勿使滴管口触及眼睑或睫毛，以免污染。③滴后轻轻闭眼 1～2 分钟。④用手指轻轻按压眼内眦。⑤若同时使用 2 种药液，宜间隔 10 分钟。⑥若滴入阿托品、毛果芸香碱等有毒性的药液，滴后应用棉球压迫泪囊区 2～3 分钟，以免药液经泪道流入泪囊和鼻腔，经黏膜吸收后引起中毒反应。⑦一般先滴右眼后滴左眼，如左眼病较轻，应先左后右，以免交叉感染。⑧如眼内分泌物过多，应先清理分泌物。⑨滴眼剂不宜多次打开使用，连续应用 1 个月不应再用，如药液出现混浊或变色时，切勿再用。⑩白天宜用滴眼剂滴眼，反复多次，临睡前应用眼膏剂涂敷。

8. 眼膏剂　使用步骤：①清洁双手，打开眼膏管口。②头部后仰，眼向上望，食指将下眼睑拉开。③压挤眼膏，将约 1cm 长的眼膏挤进下眼袋内，轻轻按摩以增加疗效，眼膏管口不要接触眼或眼睑。④眨眼数次，使眼膏分布均匀，闭眼休息 2 分钟。⑤用脱脂棉擦去眼外多余药膏，盖好管帽。⑥多次开管和使用超过 1 个月的眼膏不要再用。

9. 滴耳剂　使用方法：①滴耳剂用手捂热以使其接近体温。②头部微向一侧，患耳朝上，抓住耳郭轻轻拉向后上方使耳道变直。③滴入后稍事休息 5 分钟，更换另耳。④滴耳后用少许药棉塞住耳道。⑤注意观察滴耳后是否有刺痛或烧灼感。⑥连续用药 3 天患耳仍然疼痛，应停止用药，及时去医院就诊。

10. 滴鼻剂　使用方法：①滴鼻前先呼气。②头部向后仰依靠椅背，或仰卧于床上，肩部放一枕头，使头部后仰。③对准鼻孔，瓶壁不要接触到鼻黏膜。④滴后保持卧位1分钟，后坐直。⑤如滴鼻液流入口腔，可将其吐出。⑥过度频繁使用或延长使用时间可引起鼻塞症状的反复；连续用药3天以上，症状未缓解应向执业医师咨询。⑦同时使用几种滴鼻剂时，首先滴用鼻腔黏膜血管收缩剂，再滴入抗菌药物。⑧含剧毒药的滴鼻剂尤应注意不得过量。

11. 鼻用喷雾剂 使用方法：①喷鼻前先呼气。②头部稍向前倾斜，保持坐位。③用力振摇气雾剂并将尖端塞入一个鼻孔，同时用手堵住另一个鼻孔并闭上嘴。④挤压气雾剂的阀门喷药，同时慢慢用鼻子吸气。⑤喷药后将头向前倾，置于两膝之间，10秒后坐直，使药液流入咽部，用嘴呼吸。⑥更换另一个鼻孔重复前一过程，用毕后可用凉开水冲洗喷头。

12. 栓剂

（1）阴道栓。应用时宜注意：①洗净双手，除去栓剂外封物。②患者仰卧床上，双膝屈起并分开，将栓剂尖端部向阴道口塞入，并用轻轻推入阴道深处，然后患者应合拢双腿，保持仰卧姿势约20分钟。③在给药后1～2小时尽量不排尿，以免影响药效。④应于入睡前给药，月经期停用，有过敏史者慎用。

（2）直肠栓。应用时要依次进行：①栓剂基质的硬度易受气候的影响而改变。②剥去栓剂外膜，顶端蘸少许液状石蜡、凡士林、植物油或润滑油。③塞入时患者取侧卧位，腿向前屈曲，贴着腹部。④放松肛门，把栓剂尖端插入肛门，并用手指缓缓推进，深度距肛门口幼儿约2cm，成人约3cm，合拢双腿并保持侧卧姿势15分钟，以防栓剂被压出。⑤用药前先排便，用药后1～2小时尽量不解大便；栓剂在直肠的停留时间越长，吸收越完全。⑥在肛门外塞一点脱脂棉或纸巾，以防污染衣被。

13. 透皮贴剂　应用时宜注意：①用前将皮肤清洗干净，并稍稍晾干。②从包装内取出贴片，但不要触及含药部位。③贴于皮肤上，按压边缘与皮肤贴紧，不宜热敷。④皮肤有破损、溃烂、渗出、红肿的部位不要贴敷。⑤不要贴在皮肤的皱褶处、四肢下端或紧身衣服底下。⑥定期更换或遵医嘱。

14. 膜剂　应用时宜注意：①避孕药壬苯醇醚膜以女用为好，房事前取药膜以食指推入阴道深处；注意在放置药膜时，抽出动作要快。②复方炔诺酮膜从月经第5天开始使用，一日1片，连续22天，晚餐后用，不间断。③复方甲地孕酮膜为短效避孕药从月经周期第5天起1日1片，连服22天为1周期。④甲地孕酮膜（妇宁膜）用于避孕，用法同③。⑤毛果芸香碱膜每日用2～3次，早起、睡前贴敷于眼角上。

15. 气雾剂　使用步骤：①尽量将痰液咳出，口腔内的食物咽下。②用前将气雾剂摇匀。③将双唇紧贴近喷嘴，头稍微后倾，缓缓呼气尽量让肺部的气体排尽。④于深呼吸的同时揿压气雾剂阀门，使舌头向下；准确掌握剂量，明确1次给药揿压几下。⑤屏住呼吸10～15秒，后用鼻子呼气。⑥含激素类制剂用温水漱口。

16. 吸入粉雾剂　指微粉化药物或与载体以胶囊、泡囊或多剂量贮库形式，采用特制的干粉吸入装置，由患者主动吸入雾化药物至肺部的制剂，包括都保类、准纳器和吸乐等。

17. 缓、控释制剂　应用时宜注意：①服药前要看说明书或请示医师。②除另有规定外，一般应整片或整丸吞服，严禁嚼碎和击碎分次服用。③缓、控释制剂每日仅用

1～2次，服药时间宜固定。

考点5 ★★★　服用药品的特殊提示

1. 饮水对药品疗效的影响

（1）宜多饮水的药物

①平喘药：氨茶碱，胆茶碱，二羟丙茶碱。

②抗尿结石药：排石汤，排石颗粒，优克龙。

③抗痛风药：苯溴马隆，丙磺舒，别嘌醇。

④双膦酸盐：阿仑膦酸钠，帕屈膦酸钠，氯屈膦酸钠。

⑤电解质：补液粉，补液盐。

⑥磺胺药：磺胺嘧啶，磺胺甲噁唑，磺胺异噁唑。

⑦氨基糖苷类抗生素：链霉素，庆大霉素，卡那霉素，阿米卡星。

⑧氟喹诺酮类抗生素：莫西沙星、氧氟沙星等。

⑨利胆药：苯丙醇，去氧胆酸，熊去氧胆酸。

⑩蛋白酶抑制剂：雷托那韦，茚地那韦，安普那韦，洛匹那韦。

（2）限制饮水的药物

①治疗胃病的药物：苦味健胃药，胃黏膜保护剂如硫糖铝、果胶铋，直接咀嚼吞服的胃药如氢氧化铝。

②止咳药：止咳糖浆，甘草合剂。

③预防心绞痛发作的药物：硝酸甘油片，麝香保心丸。

④抗利尿药：去氨加压素。

（3）不宜用热水送服的药物

①助消化药：含消化酶的药物。

②维生素类：维生素 B_1，维生素 B_2，维生素 C。

③活疫苗：小儿麻痹症糖丸。

④含活性菌的药物：乳酶生，整肠生。

2. 饮食与吸烟对药品疗效的影响

（1）饮酒

1）降低药效

①抗痛风药：别嘌醇（乙醇加重痛风）。

②抗癫痫药：苯妥英钠，卡马西平（乙醇加速药物代谢，诱发癫痫）。

③抗高血压药：利血平，肼屈嗪（乙醇增高血压）。

④维生素 B_1、B_2，烟酸，地高辛，甲地高辛（乙醇使药物吸收减少）。

⑤平喘药：茶碱，茶碱缓释片（吸收加快，破坏缓释系统）。

⑥抗癫痫药：卡马西平（降低患者对该药的耐受性）。

2）增加不良反应发生率

①双硫仑样反应（药物影响乙醇的代谢）。

②乙醇本质上为镇静剂，可增强苯巴比妥、佐匹克隆、地西泮、利培酮等对中枢系统的抑制作用，出现嗜睡、昏迷。

③乙醇可刺激胃肠黏膜，刺激胃酸和胃蛋白酶分泌，同时服用解热镇痛药阿司匹林、吲哚美辛、布洛芬、阿西美辛等，可增加发生胃溃疡或出血的危险。

④乙醇可诱发严重低血糖反应，见于使用口服降糖药，如苯乙双胍、格列本脲、格列喹酮、甲苯磺丁脲。

⑤增加乙醇的吸收。西咪替丁、甲氧氯普胺与乙醇合用，导致乙醇中毒；也可加重甲氧氯普胺镇静的副作用。

⑥长期饮酒或饮用过量，超过人体肝脏的解毒能力，会造成肝脏损害，形成肝硬化或脂肪肝，使对药物的代谢迟缓。饮酒时合用氟尿嘧啶、甲氨蝶呤等化疗药，乙醇可

干扰乙酰胆碱的合成而增加肝毒性、神经毒性。

⑦乙醇的肝药酶抑制作用会使利福平代谢减慢，血药浓度增加，加速病人出现肝损害。

（2）饮茶：茶叶中含有大量的鞣酸、咖啡因、儿茶酚、茶碱。

1）鞣酸＋四环素类（米诺环素、多西环素）、大环内酯类（罗红霉素、螺旋霉素、阿奇霉素、麦迪霉素、交沙霉素）：影响抗菌活性，增加茶碱毒性（恶心、呕吐）。

2）鞣酸＋生物碱（麻黄碱、阿托品、可待因、奎宁）、苷类（洋地黄、地高辛、人参、黄芩）：形成沉淀。

3）茶叶中的咖啡因＋催眠药（地西泮、硝西泮、水合氯醛、苯巴比妥）：作用拮抗。

4）茶碱＋利福平：妨碍吸收。

5）茶碱＋阿司匹林：影响镇痛作用。

6）茶叶中咖啡因、茶碱＋抗心律失常药：作用相悖。

7）茶叶中咖啡因、茶碱＋单胺氧化酶抑制剂（抗抑郁药）：过度兴奋、血压升高。

（3）咖啡

1）咖啡因：易致缺钙，引起骨质疏松。

2）过量饮用：过度兴奋，出现紧张、失眠、心悸、目眩、四肢颤抖。

3）长期饮用一旦停用：大脑高度抑制、血压下降、头痛、狂躁、抑郁。

4）刺激胃液、胃酸分泌，诱发和加重溃疡。

5）咖啡因＋单胺氧化酶抑制剂（抗抑郁药）：过度兴奋、血压升高。

（4）食醋

1）食醋＋碱性药（碳酸氢钠、氢氧化铝、红霉素、胰酶）：酸碱中和，药效丧失。

2）食醋＋磺胺类药：促使尿中形成结晶，对尿量产生刺激，甚至引起血尿、尿闭。

3）食醋＋氨基糖苷类抗生素：加重肾脏毒性作用。

4）食醋＋抗痛风药：增加药物对胃肠的刺激，不利于尿酸排泄。

（5）食盐：食盐摄入过多，既可增加体内血容量，使血压升高，又可诱发高钠血症，促发充血性心力衰竭或高血压，其次食盐过多导致尿量减少，使利尿药的效果降低。有肾炎及心衰、高血压患者：限盐，建议 1 日的摄入量在 6g 以下。

（6）脂肪或蛋白质

1）应多吃

①口服灰黄霉素时，可适当多食脂肪：使灰黄霉素的吸收显著增加。

②口服脂溶性维生素（维生素 A、维生素 D、维生素 E、维生素 K）或维 A 酸时，可适当多食脂肪性食物：促进药物吸收，增进疗效。

③肾上腺皮质激素治疗类风湿关节炎时，宜吃高蛋白食物：可防止体内因蛋白质不足而继发其他病变。

2）应少吃

①缺铁性贫血患者在服用硫酸亚铁时，少食脂肪性食物：减少铁的吸收。

②口服左旋多巴治疗震颤麻痹时，宜少吃高蛋白食物：阻碍左旋多巴的吸收，使药效降低。

③服异烟肼，不宜食用富含组胺的鱼类：使酪胺和组胺积聚，发生中毒。

④高蛋白饮食还可以降低华法林的抗凝效果。

⑤高蛋白饮食或低碳水化合物饮食可增加茶碱的肝

清除率。

（7）吸烟

①烟碱可降低呋塞米的利尿作用；增加氨茶碱排泄，使平喘作用减退、维持时间缩短。

②吸烟可使人对麻醉药、镇痛药、镇静药和催眠药的敏感性降低，药效变差。

③使 β 受体阻断剂的降压及心率控制作用减弱。

④吸烟增加口服避孕药的心血管不良反应。

⑤烟草是有效的肝酶诱导剂，可加快对药物的代谢速度。a. 凝血药：华法林、肝素。b.H_2受体阻断剂：西咪替丁。c. 中枢兴奋药：咖啡因。d. 平喘药：茶碱。e. 麻醉药：异丙酚。f. 苯二氮䓬类药物：地西泮。g. 精神治疗药物：氯丙嗪、氯氮平。h. 抗心律失常药：利多卡因。i. 降糖药：胰岛素。

（8）葡萄柚汁

1）钙通道阻滞剂：葡萄柚汁对大部分此类药物都有明显的相互作用；对尼卡地平、尼群地平影响不显著，对氨氯地平无影响；对 S 型（维拉帕米）的影响较 R 型明显。

2）他汀类：与葡萄柚汁同服，易引起中毒（肌痛、肌炎及横纹肌溶解）。

3）免疫抑制剂：可升高口服环孢素的 AUC 和 C_{max}，对静脉给药时的影响不明显。

4）镇静催眠药：可增加口服三唑仑、咪达唑仑、地西泮的 AUC 和 C_{max}，对阿普唑仑无影响。

5）其他：其他与葡萄柚汁同服明显影响 AUC 和 C_{max} 的药物包括特非那定、沙奎那韦、蒿甲醚、西沙必利等；而与奥美拉唑同服时，其代谢物奥美拉唑砜的 AUC 减少。

第二节　药物不良反应与药物警戒

考点1★★★　药物不良反应分类

1. 副作用　指在治疗剂量下出现的与治疗目的无关的不适反应。

2. 毒性反应　由于患者的个体差异、病理状态或合用其他药物引起敏感性增加，在治疗剂量时造成某种功能性或器质性损害。例如氨基糖苷类抗生素如链霉素、庆大霉素等具有的耳毒性。

3. 过敏反应　药物作为半抗原或全抗原刺激机体而发生的非正常免疫反应。例如注射青霉素或异种血清引发全身性过敏反应，表现为皮疹、恶心、呕吐、呼吸困难甚至过敏性休克致死亡。

4. 继发反应　由于药物的治疗作用所引起的不良后果。例如应用抗肿瘤药物引起机体免疫力低下，导致感染。

5. 后遗效应　指停药后，血药浓度已降至最低治疗水平以下时，遗留下来的生物学效应。包括：①药物的残余作用，如服用巴比妥类药物后出现次晨的宿醉现象。②有些药物可引起难以恢复的器质性损害，如氨基糖苷类抗生素、奎宁和大剂量呋塞米引起的听力丧失，长期应用皮质激素后导致肾上腺分泌功能的减退。

6. 依赖性　是由药物与机体相互作用所造成的一种精神状态，有时也包括身体状态，它表现出一种强迫要求连续或定期使用药物的行为和其他反应。

7. 撤药反应　由于药物较长期应用，致使机体对药物的作用已经适应，而一旦停用该药，就会使机体处于不适应状态，主要的表现是症状反跳。

8. 特异质反应 又称遗传药理学不良反应，是指因先天性遗传异常，少数患者用药后发生与药物本身药理作用无关的有害反应。例如：

①肝细胞内缺乏乙酰化酶的人群服用异烟肼后出现多发性神经炎。

②红细胞膜内的葡萄糖–6–磷酸脱氢酶有缺陷者服用某些药物如伯氨喹，容易出现溶血反应。

③假胆碱酯酶缺乏者应用琥珀胆碱后，由于延长了肌肉松弛作用持续时间而常出现呼吸暂停反应。

9. "三致"作用

（1）致癌作用 由于使用药物致使正常细胞转变为具有癌细胞生长特性细胞的后果。有些药物已被正式列入致癌物和可能致癌物的名单如己烯雌酚、左旋苯丙氨酸氮芥（米尔法兰）、苯丁酸氮芥（瘤可宁）、环磷酰胺、右旋糖酐铁、非那西丁、羟甲烯龙（康复龙）等。

（2）致畸作用 指药物在并不损害母体的情况下，引起胚胎和胎儿的发育障碍。

（3）致突变作用 指药物引起机体遗传物质发生偶然出现的、可遗传的变异。

考点 2 ★★★ 药物不良反应的影响因素

1. 药物因素

①药物本身的作用：由于某些药物缺乏高度的选择性，可产生与治疗目的无关的药理作用，导致不良反应的发生。如抗肿瘤药物在杀死肿瘤细胞的同时，也可杀伤宿主的正常细胞。

②药物不良相互作用：联合用药过程中由于药物相互作用带来的不良反应常有发生，甚至造成严重后果，如抗血小板药阿司匹林与抗凝药华法林合用可增加出血倾向。

③与制剂相关的不良反应：药物的制剂工艺会影响药物的吸收率，如苯妥英钠的赋形剂一般为硫酸钙，与苯妥英钠形成复盐，可减少苯妥英钠的吸收；如将赋形剂改用乳糖，由于乳糖不与苯妥英钠发生相互作用，可使苯妥英钠的吸收率增加 20% ～ 30%。

2. 患者因素　患者的年龄、性别、遗传因素、疾病等均是药物不良反应的重要影响因素。

考点 3 ★★　药物不良反应的预防原则

1. 了解患者及家族的药物和食物等过敏史。
2. 注意特殊人群用药。
3. 用药选择。
4. 使用新药须谨慎。
5. 注意定期监测器官功能。
6. 注意 ADR 症状。
7. 注意药物的迟发反应。

考点 4 ★★★　药物不良反应监测与报告

1. 目的　弥补药品上市前研究的不足；减少 ADR 的危害；促进新药的研制开发；促进临床合理用药。

2. 监测方法　包括自愿呈报系统、集中监测系统、记录链接系统和药物流行病学研究方法。

3. 分级

（1）轻度：指轻微的反应或疾病，症状不发展，一般无须治疗。

（2）中度：不良反应症状明显，重要器官或系统功能有中度损害。

（3）重度：指重要器官或系统功能有严重损害，缩短或危及生命。

4. 因果关系评价原则

（1）评价标准

①时间顺序：用药与 ADR 出现有无合理的时间关系，即用药在前，ADR 在后。

②是否已知：可疑 ADR 是否符合药物已知的 ADR 类型。

③停药消失：停药或减少剂量后，可疑 ADR 是否减轻或消失。

④给药再现：再次接触可疑药物是否再次出现同样反应。

⑤排除其他：所怀疑的 ADR 是否可用患者的病理状态、并用药、并用疗法的影响来解释。

（2）评价结果：不良反应的评价结果有 6 级，即肯定、很可能、可能、可能无关、待评价、无法评价。

药物不良反应因果关系评价表

	①	②	③	④	⑤
肯定	＋	＋	＋	＋	－
很可能	＋	＋	＋	？	－
可能	＋	±	±？	？	±？
可能无关	－	－	±？	？	±？
待评价	需要补充材料才能评价				
无法评价	评价的必须资料无法获得				

注：＋表示肯定；－表示否定；±表示难以肯定或否定；？表示不明。①用药与不良反应/事件的出现有无合理的时间关系。②反应是否符合该药一致的不良反应类型。③停药或减量后，反应是否消失或减轻。④再次使用可疑药品是否再次出现同样反应/事件。⑤反应/事件是否可用并用药的作用、患者病情的进展、其他治疗的影响来解释。

5. 报告范围 我国药物不良反应监测范围：对于上市 5 年以内的药品和列为国家重点监测的药品，应报告该药品引起的所有可疑不良反应；对于上市 5 年以上的药品，主要报告该药品引起的严重、罕见或新的不良反应。

6. 填写注意事项

（1）药物不良反应报告表：电子报表中的内容必须填写齐全和确切，不能缺项。

（2）不良反应/事件描述：对不良反应的主要临床表现和体征进行明确、具体的描述。

（3）怀疑药品：主要填写报告人认为可能是引起不良反应的药品。

（4）用药起止时间：药品同一剂量的起止时间，均需填写 X 月 X 日。

（5）用药原因：应填写具体。

（6）并用药品：主要填写可能与不良反应有关的同时并用的药品。

（7）不良反应/事件结果：本次药品不良反应经采取相应的医疗措施后的结果。

（8）关联性评价：评价结果、报告人的职业和签名、日期均须填写齐全。

考点 5 ★ 药物警戒的概念及意义

1. 概念 发现、评价、认识和预防药物不良作用或其他任何与药物相关问题的科学研究和活动。

2. 意义 ①加强用药及所有医疗干预措施的安全性，优化患者的医疗质量。②改进用药安全，促进公众健康。③药品使用的利弊、药品的有效性和风险性进行评价，促进合理用药。④促进对药物安全的理解、宣传教育和临床培训，推动与公众的有效交流。

3. 重要作用

（1）药品上市前风险评估：叫停。

（2）药品上市后风险评估：撤市，召回。

（3）发现药品使用环节的问题：如"阿糖胞苷儿科事件"。

（4）发现和规避假、劣药品流入市场：如"齐二药事件"。

考点6★★ 药物警戒信号

1. 定义 来自某个或多个来源的报告信息，提示干预措施与某个或某类、不良或有利事件之间存在一种新型潜在的因果关系或某已知关联的新的方面。

2. 信号来源

（1）被动监测：自发报告体系。我国目前采用的是以国家药品不良反应监测中心为首的全国药品不良反应监测技术体系。优点为范围广、迅速、时间长；缺陷为漏报、难以定量、不确定性。

（2）主动监测：定点监测和处方事件监测是两种常用的 ADR 主动监测方法。现在，一些医院开始借助信息系统进行 ADR 信号的提取，种类：①确认的信号——有明确的风险，有必要采取措施以降低风险。②尚不确定的信号——有潜在的风险，需要继续密切监测。③驳倒的信号——并不存在风险，目前不需采取措施。

（3）专业刊物发表的病例报道。

除以上几种主要来源外，还有病例随访、登记等方式。

考点7★★　药物警戒的内容

1. 早期发现未知严重不良反应和药物相互作用，提出新信号。

2. 监测药品不良反应的动态和发生率。

3. 确定风险因素，探讨不良反应机制。

4. 对药物的风险或效益进行定量评估和分析；将全部信息进行反馈，改进相关监督、管理、使用的法律、法规。

第三节　药源性疾病

考点1★★　引起药源性疾病的因素

1. 患者因素

（1）年龄因素。

（2）性别因素。

（3）遗传因素。

（4）基础疾病因素。

（5）过敏反应。

（6）不良生活方式。

2. 药物因素

（1）与药理作用有关的因素：副作用、药物过量、毒性反应、继发反应、后遗效应、致癌、致畸、致突变作用均可能引起药源性疾病

（2）药物相互作用因素：①药物配伍变化。②药动学的相互作用：影响吸收，影响分布，影响代谢，影响排泄。③药效学的相互作用：改变组织或受体的敏感性，对受体以外部位的影响。

（3）药物制剂因素：①药品赋型剂、溶剂、稳定剂

或染色剂等因素。②药物副产物、分解产物所致的药源性疾病。③污染物、异物所致的药源性疾病,以生化制品及生物制品较多。

(4)药物的使用:药源性疾病尚与药物使用不当有关。

考点 2 ★★★ 常见药源性疾病

1. 药源性胃肠道疾病

(1)导致消化道溃疡及出血:非甾体抗炎药、呋塞米、依他尼酸、利血平、吡喹酮、维生素 D。

(2)导致恶心呕吐:硫酸亚铁、抗酸药、丙戊酸钠、氨茶碱、吡喹酮、抗肿瘤药。

(3)导致肠蠕动减慢甚至肠麻痹:抗胆碱药、抗精神病药、抗抑郁症、抗组胺药。

2. 药源性肝脏疾病

(1)唑类抗真菌药:酮康唑、氟康唑、伊曲康唑有肝衰竭的报道。

(2)抗结核药:异烟肼、对氨基水杨酸、利福平、吡嗪酰胺等。

(3)HMG-CoA 还原酶抑制剂:洛伐他汀、辛伐他汀、普伐他汀、阿托伐他汀等。

(4)非甾体解热镇痛消炎药:对乙酰氨基酚、吡罗昔康、双氯芬酸、舒林酸。

(5)沙坦类抗高血压药:氯沙坦等。

(6)抗癫痫/惊厥药物:苯妥英钠、丙戊酸钠、卡马西平。

(7)麻醉剂:氟烷、异氟烷。

(8)胰岛素增敏剂:曲格列酮、比格列酮、罗格列酮。

（9）其他：拉贝洛尔、烟酸、丙硫氧嘧啶、奎尼丁、乙醇、甲基多巴。

3. 药源性肾脏疾病

（1）**氨基糖苷类**：按肾毒性大小依次为新霉素＞阿米卡星＞庆大霉素＞妥布霉素＞奈替米星＞链霉素。

（2）**阿昔洛韦**：肾功能不正常的患者和婴儿，需减少药量。

（3）**非甾体抗炎药**：包括丙酸衍生物类、吲哚乙酸衍生物类、吡唑酮衍生物及水杨酸类。

（4）**血管收缩药物**：去甲肾上腺素、甲氧胺、苯肾上腺素等。

（5）**顺铂**：应持续缓慢滴注，并在输注前、后12小时给予加入氯化钾的足量生理盐水和呋塞米，使尿量保持不少于100mL/h。

（6）含马兜铃酸的中药。

（7）**其他**：头孢菌素类（一、二代）、磺胺类、喹诺酮类、四环素类、两性霉素B、多黏菌素B、含汞制剂、白消安、利福平、糖皮质激素、促皮质激素、甲睾酮、苯丙酸诺龙、丙酸睾酮、环孢素、利尿剂、造影剂等。

4. 药源性血液疾病

（1）**可引起再生障碍性贫血的药物**：氯霉素，磺胺类，非甾体抗炎药，甲亢治疗药，抗肿瘤药。氯霉素——再障、粒细胞减少；磺胺类——再障、溶血性贫血、粒细胞减少；非甾体抗炎药——胃肠道损害、肾损害、再障、溶血、粒细胞减少。

（2）**引起粒细胞减少症的药物**：磺胺类、氯霉素、非甾体抗炎药、甲亢治疗药、锑制剂、异烟肼、氯氮平。

（3）**引起溶血性贫血的药物**：磺胺类、氯丙嗪、非甾体抗炎药、苯妥英钠、维生素K、异烟肼、利福平、对氨基水杨酸、氯喹、伯氨喹、氨苯砜。

（4）引起血小板减少症的药物：①抗肿瘤药，如阿糖胞苷、环磷酰胺、白消安、甲氨蝶呤、巯嘌呤等。②噻嗪类，如氢氯噻嗪。

（5）引起血小板减少性紫癜的药物：利福平、阿苯达唑等。

5. 药源性神经疾病

（1）引起锥体外系反应的药物：氯丙嗪及其衍生物、氟哌啶醇、五氟利多、碳酸锂、利血平、甲基多巴、左旋多巴、甲氧氯普胺、吡罗昔康。

（2）癫痫发作：中枢神经兴奋药物的哌甲酯、茶碱、咖啡因、苯丙胺、可卡因、麻黄碱；几乎所有抗精神病药，抗抑郁药如丙米嗪及马普替林；抗心律失常药如利多卡因、美西律；抗菌药如异烟肼、两性霉素 B 等；抗疟药如氯喹、乙胺嘧啶、奎宁；此外，还有抗组胺药、驱虫药、麻醉药、抗肿瘤药。

（3）引起听神经障碍：氨基糖苷类、抗疟药、水杨酸类、依他尼酸等。

6. 药源性高血压　在临床上分两种类型：Ⅰ型药源性高血压常突然起病；Ⅱ型药源性高血压表现为逐渐起病。

（1）交感神经、副交感神经间平衡失调：①三环类抗抑郁药可减弱可乐定、甲基多巴和胍乙啶等药物降压作用。②麻醉药可阻断迷走神经，兴奋交感神经，使血压升高。③阿片受体阻断药可拮抗大剂量麻醉性镇痛药，致血压升高、心率加快、心律失常甚至肺水肿和心搏骤停。④酒精及含酒精制剂通过兴奋交感神经，使血压升高。⑤咖啡因及含咖啡因药物通过兴奋交感神经，使血压升高。⑥中枢神经系统兴奋药通过兴奋交感神经，使血压升高；⑦肾素－血管紧张素－醛固酮系统激活升高血压。

（2）水钠潴留引起高血压：含钠注射液；含钠抗感染药物；含钠制酸剂；糖皮质激素；盐皮质激素。

（3）非甾体抗炎药：抑制环氧化酶活性，升高血压。

（4）中药甘草：有效成分为甘草酸；水解产物甘草次酸有醛固酮样作用，长期使用可致水钠潴留、低钾、低肾素、高血压和醛固酮分泌减少，即假性醛固酮增多症，继而引起轻中度高血压。

（5）抗肿瘤药：可使 NO 生成减少，内皮肽 –1 系统激活，致急性肾衰竭，肾素水平升高，造成继发肾性高血压。

（6）曲马多、芬太尼、萘甲唑啉、麻黄碱、伪麻黄碱、去氧肾上腺素、垂体后叶素、麦角碱、麦角新碱：直接收缩血管，使血压升高。

（7）重组人红细胞生成素：可使血液黏度增加、血容量增多，使血压升高。

考点 3 ★★　药源性疾病的诊断方法

1. 追溯用药史。
2. 确定用药时间、用药剂量和临床症状发生的关系。
3. 询问药物过敏史和家族史。
4. 排除药物以外的因素。
5. 致病药物的确定。
6. 必要的实验室检查。
7. 流行病学调查。

考点 4 ★★★　药源性疾病的防治

1. 停用致病药物。

2. 排出致病药物。

3. 拮抗致病药物。

4. 调整治疗方案。

5. 对症治疗。

第四节　老年人安全用药

考点1★★★　老年人药效学和药动学特点

（1）老年人药效学特点：①老年人对中枢神经系统药物敏感性增高。②一些药物易诱发老年人产生中枢神经系统不良反应。③老年人心血管系统与维持水电解质平衡的内环境稳定功能减弱，生理病理因素导致血压调节功能变差，易发生体位性低血压。④老年人对肝素及口服抗凝药非常敏感，易发生出血并发症。

（2）老年人药动学改变

①吸收：对于按主动转运方式吸收的药物，如维生素 B_1、维生素 B_6、维生素 B_{12}、维生素 C、铁剂、钙剂等，吸收减少。

②分布：水溶性药物分布容积减少，脂溶性药物分布容积增大；白蛋白的降低或合用其他蛋白结合率较高的药物都会使游离华法林浓度增高，增加出血风险。

③代谢：老年人肝脏重量减轻15%，代谢慢，血浆半衰期延长，易中毒；一些药物首过效应消除量减少，生物利用度升高，可能有不良反应。

④排泄：老年人使用经肾排泄的常量药物，易蓄积中毒，如地高辛、别嘌醇、万古霉素、氨基糖苷类等。

考点 2 ★★　老年人共病处理原则

1. 受益原则。

2. 个体化原则。

3. 优先治疗原则。

4. 小剂量原则。

5. 连续管理原则。

6. 重视非药物治疗原则。

7. 人文关怀原则。

考点 3 ★★　老年综合征与用药管理

1. 谵妄　在老年住院患者中常见。痴呆、抑郁患者容易发生谵妄，三者经常同时发生。重点高危药物包括抗胆碱药、苯二氮䓬类药、抗组胺药、阿片类镇痛药、喹诺酮类和碳青霉烯类抗生素等。

2. 跌倒　是 65 岁以上老年人外伤性死亡的主要原因。

3. 睡眠障碍　一些药物与睡眠障碍有关，如抗抑郁药、利尿药、支气管扩张剂、降压药、糖皮质激素、左旋多巴，扰乱睡眠结构。

4. 尿失禁　超过 30% 的社区老年人及 50% 以上医疗护理机构的老年患者会有不同程度的尿失禁。

5. 便秘　约 30% 的 65 岁以上老年人受便秘困扰，在女性中更多见。

6. 营养不良　表现为能量 – 蛋白质缺乏或微量营养元素缺乏。

考点 4 ★　安宁疗护或终末期照护中的药物管理

1. 加用新的药物应更加谨慎。

2.应考虑重整慢性病治疗药物。

考点5★★★ 老年人合理用药

1.避免多重用药，用最少的药物。

2.避免不适当用药，结合国内情况，考虑药物的可获得性、经济性等多方面因素，并在参考处方标准的同时加入对患者的个体化分析。

第五节 妊娠、哺乳、儿童及其他 特殊人群用药

考点1★★★ 妊娠妇女用药

1.妊娠期药动学特点 妊娠期药物的吸收、分布、代谢及排泄都可能与正常人有所不同。

2.药物对妊娠期不同阶段胎儿影响

（1）妊娠早期（0～12周）：0～3周（18天左右）→流产；3～12周主要器官形成期→畸形。

（2）妊娠中后期（13周～27周）：主要器官继续生长→发育迟缓；神经、生殖、牙齿→畸形。

3个月后人形成，但是仍然有风险，影响中枢和生殖，不用药物是首选。

3.药物对胚胎及胎儿的不良影响

（1）畸形（孕早期3个月）

①沙利度胺（反应停）：海豹儿。

②雌激素、孕激素和雄激素：常引起胎儿性发育异常。

③叶酸拮抗剂（如甲氨蝶呤）：可致颅骨和面部畸形、腭裂等。

④烷化剂如氮芥类：引起泌尿生殖系统异常，指（趾）畸形。

⑤抗癫痫药、抗凝血药等均能引起畸形。

（2）神经中枢抑制和神经系统损害：妊娠期妇女服用镇静、麻醉、止痛、抗组胺药或其他抑制中枢神经的药物，可抑制胎儿神经的活动，甚至影响大脑发育。

（3）出血：妊娠后期使用抗凝药华法林、大剂量苯巴比妥或长期服用阿司匹林治疗，可导致胎儿严重出血，甚至死胎。

（4）溶血：临产期使用抗疟药、磺胺类药、硝基呋喃类、解热镇痛药、大剂量维生素 K 等，对红细胞缺乏葡萄糖 –6– 磷酸脱氢酶者引起溶血。

（5）其他

①噻嗪类利尿药：可能引起死胎，胎儿电解质紊乱，血小板减少症等。

②氯喹：引起视神经损害、智力障碍和惊厥。

③长期应用氯丙嗪：可致婴儿视网膜病变。

④抗甲状腺药：可影响胎儿甲状腺功能，导致死胎、先天性甲状腺功能低下或胎儿甲状腺肿大，甚至压迫呼吸道引起窒息。

⑤过量维生素 D：导致新生儿血钙过高、智力障碍，肾或肺小动脉狭窄及高血压缺乏维生素。

⑥分娩前应用氯霉素：可引起新生儿循环障碍和灰婴综合征。

⑦氨基糖苷类抗生素：可致胎儿永久性耳聋及肾脏损害。

⑧四环素：妊娠 5 月后用可使婴儿牙齿黄染，牙釉质发育不全，骨生长障碍。

4. 药物对妊娠危险性分级

（1）A级：在有对照组的妊娠早期妇女中未显示对胎儿有危险（最安全）。

（2）B级：动物实验未显示对胎儿有危害，但缺乏人体实验证据（相对安全）。

（3）C级：动物实验证明对胎儿有一定的致畸作用，但缺乏人类实验证据。

（4）D级：对人类胎儿的危险有肯定的证据，仅在对孕妇肯定有利时，方予应用。

（5）X级：药物对孕妇的应用危险明显大于其益处；禁用于已妊娠或将妊娠的妇女。

5. 妊娠期用药原则

（1）有明确的用药指征和适应证：既不能滥用，也不能有病不用。

（2）可用可不用的药物应尽量不用或少用：妊娠头3个月尽量不用药物。

（3）确定孕周，合理用药：及时停药。

（4）能单用，不联用；能用老药，不用新药。

（5）当两种以上的药物有相同或相似的疗效时，选用对胎儿危害较小的药物。

（6）已肯定的致畸药物禁止使用。

（7）禁止在孕期用试验性用药，包括妊娠试验用药。

6. 用药咨询

（1）药品说明书能够最直接、最方便地提供药品的重要信息。药师在提供药学服务遇到问题时，可参考FDA妊娠期风险分类标准。

（2）妊娠妇女不能自行使用药品或随意停止正在服用的药品。

（3）必须要用药时，应向妊娠妇女详细说明用药的目的、必要性、注意事项和对胎儿的影响等，以确保母体及胎儿的治疗效果及安全。

考点 2 ★★　哺乳期妇女用药

1. 药物乳汁分泌　几乎药物都能通过被动扩散进入乳汁，只是浓度可有不同，但母乳中分布的药量不会超过母体摄取量的 1% ～ 2%，分子小、脂溶性高，低蛋白结合率、弱碱性的药物，易进入乳汁。

2. 常用药物对乳儿的影响

（1）抗菌药物：大多数抗菌药物都能进入乳汁，但进入乳儿体内的量很小，不会对乳儿产生严重危害；偶有过敏反应、腹泻等情况。

（2）激素类药：口服避孕药因含雌、孕激素，可分泌至乳汁中，降低乳汁中吡哆醇含量，使乳儿出现易激惹、尖叫、惊厥等神经系统症状，男婴则出现乳房增大。

（3）抗甲状腺药：哺乳期妇女禁用同位素 ^{131}I 和 ^{125}I 治疗，因放射性同位素在乳汁中仍具有放射活性，尤其在新生儿肝、肾功能尚不健全时更易受损。

（4）抗高血压药：血管紧张素转化酶抑制剂卡托普利可分泌至乳汁中，因含巯基，对乳儿骨髓有抑制作用，避免使用；依那普利对乳儿肾脏有影响，避免应用。

（5）降糖类药：格列喹酮等能分泌至乳汁中，引起新生儿黄疸，不宜应用。胰岛素对乳儿安全无害。

（6）抗肿瘤药：因具有抗 DNA 活性，可抑制新生儿的造血功能，在治疗中妇女禁止哺乳。

3. 哺乳期禁用药物

类别	名称
抗感染药物	链霉素、氯霉素、林可霉素、米诺环素、多西环素、诺氟沙星、环丙沙星、氧氟沙星、左氧氟沙星、依诺沙星、洛美沙星、磺胺嘧啶、磺胺甲噁唑、磺胺异噁唑、特比萘芬、伊曲康唑、两性霉素B、利巴韦林、膦甲酸钠、阿苯达唑、替硝唑
神经系统药物	左旋多巴、金刚烷胺、卡马西平、苯巴比妥、唑吡坦、甲喹酮、奥沙西洋、氟硝西泮、三唑仑、氟哌利多、氟哌啶醇、氯普噻吨、可待因、麦角胺、羟考酮、丁丙诺啡、吗啡
循环系统药物	地尔硫䓬、比索洛尔、丁咯地尔、氟桂利嗪、阿托伐他汀、洛伐他汀、辛伐他汀、非诺贝特、阿昔莫司、培哚普利、福辛普利、西拉普利、比索洛尔、卡维地洛、厄贝沙坦
呼吸系统药物	厄多司坦、喷托维林、右美沙芬、倍氯美松
消化系统药物	泮托拉唑、埃索美拉唑、雷贝拉唑、米索前列醇、甘珀酸钠、生长抑素、托烷司琼、西沙必利、依托必利、茶苯海明、酚酞、地芬诺酯、次水杨酸铋、复方樟脑酊、马洛替酯、硫普罗宁、非布丙醇、奥利司他、奥曲肽
泌尿系统药物	乙酰唑胺、醋甲唑胺、黄酮哌酯
血液及造血系统药物	茴茚二酮、非格司亭、西洛他唑、吲哚布芬、伊洛前列素、氯贝丁酯

续表

类别	名称
激素类及内分泌系统药物	曲安奈德、雌二醇、炔雌醇、雌三醇、己烯雌酚、亮丙瑞林、炔诺酮、甲地孕酮、左炔诺孕酮、孕三烯酮、氯地孕酮、羟孕酮、米非司酮、卡前列素、卡前列甲酯、甲苯磺丁脲、格列本脲、二甲双胍、瑞格列奈、降钙素、卡比马唑、碘化钾
抗变态反应药物及免疫调节药	苯海拉明、曲普利啶、青霉胺、环孢素、他克莫司、硫唑嘌呤、抗人淋巴细胞免疫球蛋白、雷公藤多苷、干扰素
抗肿瘤药	美法仑、异环磷酰胺、雌莫司河、卡莫司汀、洛莫司汀、尼莫司汀、福莫司汀、白消安、甲氨蝶呤、氨蝶呤、硫唑嘌呤、氟尿嘧啶、氟尿苷、卡莫氟、替加氟、阿糖胞苷、吉西他滨、丝裂霉素、平阳霉素、柔红霉素、多柔比星、阿柔比星、伊达比星、长春瑞滨、依托泊苷、替尼泊苷、羟喜树碱、拓扑替康、伊立替康、紫杉醇、他莫昔芬、托瑞米芬、福美坦、依西美坦、氨鲁米特、来曲唑、阿那曲唑、甲羟孕酮、甲地孕酮、亮丙瑞林、戈舍瑞林、曲普瑞林、丙卡巴肼、达卡巴嗪、顺铂、卡铂、奥沙利铂、羟基脲、利妥昔单抗、曲妥珠单抗、门冬酰胺酶、米托蒽醌
生物制品	森林脑炎灭活疫苗、肾综合征出血热灭活疫苗、斑疹伤寒疫苗、霍乱疫苗、伤寒疫苗、钩端螺旋体疫苗
生化制品	降纤酶

续表

类别	名称
维生素、营养及调节水、电解质和酸碱平衡药	阿仑膦酸钠、葡萄糖酸锌

考点3 ★★ 新生儿用药

1. 定义 新生儿期是指新生儿从出生到28天这一阶段。

2. 新生儿药动学

	变化	原因	用药调整
吸收	口服给药：有多；有少	主要在胃内吸收的药物吸收增多；主要在十二指肠吸收的药物吸收减少	不宜口服给药；不应简单地将成人用药折量后服用
	皮下和肌内注射给药吸收不规则；静脉给药吸收快	肌内组织相对较少，皮下脂肪薄，局部循环差	非特殊情况一般新生儿不采用皮下或肌内注射
	皮肤局部给药：吸收快而多	体表面积大，皮肤薄	硼酸、水杨酸、萘甲唑啉等，需谨防中毒
分布	水溶性药物排泄慢、血药浓度高、易中毒	体液占体重的75%～80%	
	游离药物浓度升高，易中毒	新生儿血浆蛋白与药物的结合力低	如：新生儿用苯巴比妥容易中毒
	血中游离的胆红素浓度增高，引发新生儿胆红素脑病	药物与血胆红素争夺血浆蛋白	如：磺胺类药物不宜用于新生儿

续表

	变化	原因	用药调整
代谢	某些药物代谢慢，易蓄积中毒	催化与葡萄糖醛酸及甘氨酸结合的酶活性低下；其他肝药酶活性正常	如：新生儿禁用氯霉素出现"灰婴综合征"
排泄	主要经肾排泌的药排泄慢、易蓄积中毒	新生儿的肾脏发育不全	如：氨基糖苷类抗菌药、氨茶碱、吲哚美辛排泄慢
	酸性药物排出减少，碱性药物的排出增多	调节酸碱平衡的能力较成人弱	如：大剂量或长期使用利尿剂、水杨酸制剂等较易出现酸碱及电解质失衡

3. 新生儿药物不良反应的其他因素

（1）用药错误：有13%的新生儿药品不良反应是用药错误引起，其中6%是剂量错误，4.4%是用法错误。

（2）说明书描述不明确：大多数药品说明书中虽有儿童用药的标注项目，但内容多为"暂无儿童用药资料""儿童用药的安全性和有效性尚未确定""儿童用量酌减"或"遵医嘱"等模糊词句。

4. 新生儿合理用药原则

（1）明确用药指征，制定合理给药方案。

（2）明确用药目的，监察用药过程。

（3）选择合适的给药途径。

（4）用药谨遵医嘱

5. 新生儿剂量计算方法

（1）计算药物剂量的基本公式

$D = \Delta C \times V_d$，

D 为药物剂量（mg/kg），V_d 为表观分布容积（L/kg），ΔC 为血浆药物峰谷浓度差（mg/L），ΔC ＝预期的药物

血浓度 – 起初的药物血浓度。

首次剂量计算时，起初的药物血浓度为 0。

（2）负荷量和维持量的计算方法

①首次负荷量计算公式

$D = C \times V_d$

C 为预期达到的血药浓度，V_d 为表观分布容积（L/kg）。

②维持量和输注速度计算公式

$K_0 = K \times C_{ss}$

K_0 为滴注速率，K 为药物消除速率常数，C_{ss} 为稳态血药浓度。

考点 4 ★★★ 儿童用药

1. 儿科疾病特点

（1）儿童期基本特点：①个体差异、性别差异和年龄差异都非常大。②对疾病造成损伤的恢复能力较强。③自身防护能力较弱。

（2）儿童期疾病与成年人的差别

①疾病种类：儿科疾病，不同于成人。

②疾病表现：不典型、发展快、多重症。

③疾病诊断：表述不准，指标不定。

④疾病治疗：重视并发症，重视剂量，重视出入量。

⑤疾病预后：来如猛虎，去如脱兔。

⑥疾病预防：预防接种，防患未然。

2. 儿童药效学方面的改变

（1）中枢神经系统

①特点：儿童期由于血 – 脑屏障尚未发育完全，通透性强，导致某些药物容易透过血脑屏障，这一特点有利有弊。

②举例：抗组胺药、氨茶碱、阿托品等可致昏迷及惊厥；氨基糖苷类抗生素可引起第 8 对脑神经损伤；四环素、维生素 A 等可致婴幼儿良性颅压增高、囟门隆起等。使用镇静剂时，年龄越小，耐受力越大，剂量可相对偏大。

（2）内分泌系统

①特点：儿童期内分泌系统不稳定，许多激素和抗激素制剂会扰乱儿童内分泌功能，致甲状腺、甲状旁腺、肾上腺、垂体等功能发生变化。

②举例：糖皮质激素可影响糖、蛋白质、脂肪代谢；人参、蜂王浆等中药可影响垂体分泌；促性腺激素的药物可影响儿童性腺发育；对氨基水杨酸、磺胺类可抑制甲状腺激素合成。

（3）血液系统

①特点：胎儿刚出生时全身骨髓普遍能够生成血细胞；儿童骨髓造血功能活跃。

②举例：儿童使用某些药可引起贫血、红细胞增多、粒细胞减少、过敏性紫癜、再生障碍性贫血等不良反应。

（4）水盐代谢

①特点：儿童期易致脱水与电解质紊乱；长期禁食、严重呕吐容易出现低钾血症、低钠血症；腹泻患儿容易出现脱水、酸中毒。

②举例：苯妥英钠影响钙盐吸收，糖皮质激素在影响钙盐吸收的同时还影响骨骼钙盐代谢；四环素与钙盐形成络合物，伴随钙盐沉积于牙齿及骨骼中，致使儿童牙齿黄染，影响骨质发育。

（5）运动系统

①特点：儿童期骺软骨处于不断增生和不断骨化的过程中。

②举例：某些药物如喹诺酮类抗菌药物可引起关节痛、关节肿胀及软骨损害，影响骨骼发育。

3. 儿童药动学方面的改变

	变化	原因
吸收	酸酸碱碱促吸收，酸碱碱酸促排泄	小儿胃容量小，胃酸分泌少，胃液 pH 较高，胃排空慢，肠蠕动不规则，胆汁分泌功能不完全
分布	水溶性药物血药浓度低；脂溶性药物血药浓度高	婴、幼儿同新生儿随年龄增长，脂溶性药物分布容积逐渐增大，水溶性药物分布容积逐渐减小
	游离药物浓度增高	血浆白蛋白浓度低于成人
	多种药可通过血－脑屏障	血－脑屏障不完善
代谢	代谢快，高于成人	药物代谢的主要酶系的活性已经成熟，且肝脏的相对重量约为成人的 2 倍
排泄	经肾脏的消除加快	肾功能在 6 ～ 12 个月时就接近成人水平

4. 儿童用药注意事项

（1）儿童用药的一般原则：明确诊断，严格掌握适应证。

（2）根据儿童特点选择适宜的给药方案

①口服给药：幼儿用糖浆、水剂、冲剂等较合适；年长儿可用片剂或丸剂；小婴儿喂药时最好将小儿抱起或头略抬高，以免呛咳时将药吐出；病情需要时可采用鼻饲给药。

②注射给药：临床上多选择臀大肌外上方，但注射次数过多可能造成臀部肌肉损害；静脉注射常在病情危重抢救时用，平时多采用静脉滴注；在治疗用药时间较长时，提倡使用序贯疗法，及时改用口服剂型。

③透皮给药：儿童皮肤吸收较好，透皮给药方便且痛苦小；药物剂型多为软膏，也可用水剂、混悬剂等。

④直肠给药：所用剂型有栓剂和灌肠剂；临床应用较多的有退热药物制成的小儿退热栓剂，灌肠法在小儿应用较少。

⑤单剂量包装：避免一日或多次剂量一次误服等。

（3）儿童用药剂量计算

1）根据儿童年龄计算。

2）根据儿童体重计算

①已知儿童的每千克体重剂量

D ＝每千克体重剂量 × 体重（kg）

②不知儿童每千克体重剂量采用成人剂量折算法。

③不知道儿童的体重

1～6个月小儿体重（kg）＝月龄 ×0.6 + 3

7～12个月小儿体重（kg）＝月龄 ×0.5+3

1～10岁小儿体重（kg）＝年龄 ×2+8

3）根据体表面积计算：适用于各个年龄阶段；对某些特殊的治疗药，如抗肿瘤药、抗生素、激素，应以体表面积计算；此种计算比较合理，但较为繁琐。

①公式法

体重 ≤ 30kg：体表面积（m²）＝（体重 × 0.035）+0.1

体重 ＞ 30kg：体表面积（m²）＝（体重–30）× 0.02+1.05

②查表法：不适宜体重大于 30kg 的儿童。

儿童体重与体表面积粗略折算表

体重 （kg）	体表面积 （m²）	体重 （kg）	体表面积 （m²）	体重 （kg）	体表面积 （m²）
3	0.21	8	0.42	16	0.70
4	0.25	9	0.46	18	0.75
5	0.29	10	0.49	20	0.80
6	0.33	12	0.56	25	0.90
7	0.39	14	0.62	30	1.15

附：对 10 岁以上（体重大于 30kg）的儿童，每增加 5kg 体重，体表面积增加 0.10m²；体重超过 50kg，则每增加 10kg 体重，体表面积增加 0.10m²。

a. 已知每平方米剂量，直接乘以个人的体表面积即可。

D ＝每平方米剂量 × 体表面积（m²）

b. 若不知每平方米体表面积的剂量，可按下式计算。

4）按成人剂量折算表计算：按下列年龄折算比例表折算，总的趋势是剂量偏小，然而较安全。

儿童剂量按成人剂量折算表

年龄	相当成人剂量的比例
初生～1 个月	1/18～1/14
1～6 个月	1/14～1/7
6 个月～1 岁	1/7～1/5
1～2 岁	1/5～1/4
2～4 岁	1/4～1/3
4～6 岁	1/3～2/5
6～9 岁	2/5～1/2
9～14 岁	1/2～2/3
14～18 岁	2/3～全量

考点5 ★★★ 肝功能不全患者用药

1. 肝脏疾病对药物作用的影响

（1）肝功能不全时药动学特点：①一般情况，肝功能不全时首过消除减弱、肝药酶活性降低、低蛋白血症，使得药物清除减慢，半衰期延长，游离型药物浓度增高，药效增强，不良反应增加。②特殊情况：前药现象——代谢后方有活性的可待因、依那普利、环磷酰胺，活性代谢产物生成减少，药效下降。

（2）肝功能不全时药效学特点：肝功能不全时药理效应可表现为增强或减弱，例如临床上在慢性肝病患者中给予巴比妥类药物往往诱发肝性脑病。

2. 肝功能不全患者的给药

（1）肝功能的评估方法

①用生化指标评价肝功能损害：常用的指标有ALT、AST、ALP和BIL。ALT > 3ULN（ULN为正常范围上限）→肝损害敏感而特异的指标；ALT > 8～10ULN →肝功能严重损害；ALT > 3ULN且BIL > 2ULN时→肝功能严重损害。

②用CTP评分作为肝功能不全分级的评估系统：以腹水、脑病、营养状况、血清胆红素和血清白蛋白5项指标为依据。

②根据CTP评分调整剂量：A级患者用正常患者50%的维持剂量；B级患者用维持剂量的25%；C级患者应使用经临床试验证实安全性好或药动学不受肝病影响或可进行有效监测的药物。

（3）肝病患者慎用的药物

①代谢性肝损伤：异烟肼、氯丙嗪、三环类抗抑郁药、抗癫痫药、抗菌药、抗风湿药、抗甲状腺药、免疫抑制剂、口服避孕药、甲睾酮和其他蛋白同化激素、巴比妥

类、甲基多巴等。

②急性实质性肝损伤：剂量依赖性肝细胞坏死如对乙酰氨基酚、非甾体抗炎药，非剂量依赖性肝细胞坏死如异烟肼、对氨基水杨酸、氟烷、三环类抗抑郁药、单胺氧化酶抑制剂、抗癫痫药、肌松药、青霉素衍生物、抗真菌药、利尿药、美托洛尔、钙通道阻滞剂、奎尼丁、鹅去氧胆酸、可卡因。

③药物引起的脂肪肝：胆汁淤积性损害为主——异烟肼、甲氨蝶呤、苯妥英钠、丙戊酸钠、巴比妥、糖皮质激素、四环素、水杨酸类、环孢菌素、博沙坦、格列苯脲等；肝肉芽肿浸润——异烟肼、青霉素衍生物、磺胺药、抗癫痫药、阿司匹林、金盐、别嘌醇、保泰松、雷尼替丁、氯磺丙脲、氯丙嗪、奎尼丁、地尔硫䓬、丙吡胺、肼屈嗪等。

④慢性实质性肝损伤：活动性慢性肝炎——甲基多巴、呋喃妥因、异烟肼、对乙酰氨基酚；慢性胆汁淤积——氯丙嗪、丙米嗪、甲苯磺丁脲、红霉素、噻苯达唑、丙戊酸、非诺洛芬；肝纤维化和肝硬化——甲氨蝶呤、烟酸、维生素A；肝磷脂和酒精肝炎样——环乙哌啶、胺碘酮。

⑤药物引起的胆管病变——硬化性胆管炎：氟尿嘧啶

⑥药物引起的肝血管病变：布加综合征——口服避孕药、达卡巴嗪；静脉栓塞性疾病——硫唑嘌呤、噻苯达唑、硫鸟嘌呤、环磷酰胺、环孢素、多柔比星、丝裂霉素、卡莫司汀、雌激素、半胱氨酸；肝窦状隙损害（包括扩张、紫癜肝、周边窦状隙纤维化、非硬化性门脉高压、小节再生性增生、肝动脉和门静脉血栓）——硫唑嘌呤、口服避孕药、雄激素、蛋白同化类固醇、维生素A、甲氨

蝶呤、巯嘌呤等。

⑦肝脏肿瘤：良性肿瘤——口服避孕药、雄激素和蛋白同化激素；病灶性小节增生——口服避孕药；肝细胞癌——口服避孕药、雄激素和蛋白同化激素。

（4）肝功能不全患者用药原则

①明确诊断，合理选药。

②避免或减少使用对肝脏毒性大的药物。

③注意药物相互作用，特别应避免与肝毒性的药物合用。

④肝功能不全而肾功能正常的患者可选用对肝毒性小并且从肾脏排泄的药物。

⑤初始剂量宜小，必要时进行治疗药物监测，做到给药方案个体化。

⑥定期监测肝功能，及时调整治疗方案。

考点6 ★★★　肾功能不全患者用药

1. 肾功能不全时药动学和药效学特点

（1）药动学特点

1）吸收：维生素D羟化不足，可致钙吸收减少；肾衰竭尿毒症患者多伴有胃肠道功能紊乱，如恶心、呕吐，影响药物吸收。

2）分布：①从表观分布容积看，分布容积增加，作用减弱。②从药物蛋白结合率来看，酸性药物血浆蛋白结合率下降，游离药物浓度增高，作用增强，毒性增加；碱性药物血浆蛋白结合率不变或降低。

3）代谢：肾脏疾病时，经肾脏代谢的药物生物转化障碍；药物的氧化反应加速，还原和水解反应减慢，对药物的结合反应影响不大。

4）排泄：①肾小球滤过减少：如地高辛、普鲁卡因胺、氨基糖苷类抗生素都主要经肾小球滤过而排出体外。②肾小管分泌减少：有机酸竞争，使弱酸性药物排出减少。③肾小管重吸收增加：弱酸性药物重吸收增加。④肾血流量减少：滤过、分泌、重吸收均可能发生障碍。

（2）药效学特点：尿毒症患者常伴有电解质及酸碱平衡紊乱，从而影响机体对药物的敏感性。如低血钾可降低心脏传导性，酸血症和肾小管酸中毒可对抗儿茶酚胺的升压作用。

2. 肾功能不全者给药

（1）肾功能不全患者用药原则：①明确诊断，合理选药。②避免或减少使用肾毒性大的药物。③注意药物相互作用，特别应避免与有肾毒性的药物合用。④肾功能不全而肝功能正常者可选用双通道排泄的药物。⑤根据肾功能的情况调整用药剂量和给药间隔时间，必要时进行 TDM，设计个体化给药方案

（2）肾功能不全患者慎用的药物：①急性肾损害——氨基糖苷类、环孢素、多黏菌素 B、两性霉素 B、克林霉素、噻嗪类利尿剂、哌唑嗪、利福平。②肾结石——维生素 D、丙磺舒、甲氨蝶呤、磺胺类、非甾体抗炎药。

（3）肾功能不全者给药方案调整：剂量调整通常采用减量法、延长给药间隔和二者结合三种方式。

①简易法：肾功能轻度、中度和重度损害时，抗菌药每日剂量分别减低至正常剂量的 2/3 ～ 1/2、1/2 ～ 1/5、1/5 ～ 1/10。

②根据内生肌酐清除率 C_{cr} 调整用药方案。

成年女性＝男性 $C_{cr} \times 0.85$

③其他：可按药物说明书上介绍的各种图、表、公式调整用药剂量与给药间期。

④个体化给药：进行血药浓度监测 TDM。

3. 透析患者用药

（1）透析对药物清除影响及剂量调整

1）影响药物通过透析膜的因素

①药物的特性：如分子大小、水溶性、蛋白结合率、分布容积等。

②透析器的特性：如透析膜的组成成分、孔径大小、滤过面积、透析液流速等。

③血液成分阻力及透析液成分阻力。

一般情况下，分子量大于 500、低水溶性、血浆蛋白结合率高、分布容积大的药物不易通过透析膜被清除

2）用于估计透析清除率（CLHD）的公式式中

$$CLHD = Q\,(C_i - C_0)\,/C_i$$

Q：出透析器的血流量；C_i：入透析器时某药的血浓度；C_0：出透析器时某药的血浓度。

透析期间被透析清除的药物总量＝透析液中药物浓度 × 透析液体积

透析期间药物的总清除率＝ CLHD ＋内源性的药物清除率

（2）通过血液或腹膜透析清除的药物

①血液和腹膜透析均可清除的药物：阿米卡星、庆大霉素、卡那霉素、奈替米星、链霉素、妥布霉素、氟胞嘧啶、头孢拉定、头孢噻吩、氨曲南、异烟肼、甲基多巴、米诺地尔、阿司匹林、硝普钠、锂盐、甲丙氨酯、苯巴比妥。

②可以由血液透析清除但不可由腹膜透析清除的药物：头孢唑林、头孢氨苄、头孢噻肟、头孢孟多、头孢西丁、头孢拉定、拉氧头孢、阿昔洛韦、美西林、阿莫西林、阿洛西林、氨苄西林、羧苄西林、甲氧苄啶、舒

巴坦、茶碱、普鲁卡因胺、阿替洛尔、西咪替丁、雷尼替丁、对乙酰氨基酚、甲氨蝶呤、卡托普利。

③不能由透析清除的药物：咪康唑、酮康唑、利福平、两性霉素B、头孢尼西、头孢哌酮、头孢曲松、氯唑西林、双氯西林、甲氧西林、苯唑西林、多西环素、米诺环素、万古霉素、克林霉素、红霉素、阿米替林、丙米嗪、去甲替林、普罗替林、氯丙嗪、氟哌啶醇、卡马西平、苯妥英钠、丙戊酸钠、氮芥、苯丁酸氮芥、肝素、胰岛素。

④已知由血液透析清除，但是否由腹膜透析尚无可靠资料的药物：头孢克洛、头孢羟氨苄、头孢尼特、头孢呋辛、头孢匹林、克拉维酸、阿糖腺苷、亚胺培南/西拉司丁、溴苄胺、依那普利、纳多洛尔、喷他佐辛、乙琥胺、扑米酮、甲泼尼松、硫唑嘌呤、环磷酰胺、氟尿嘧啶、别嘌醇、巯嘌呤、双嘧达莫。

⑤不能由血液透析清除，但是否由腹膜透析尚无可靠资料的药物：乙胺丁醇、萘夫西林、胺碘酮、氟卡尼、利多卡因、美西律、美托洛尔、维拉帕米、法莫替丁、氯苯那敏、吗啡、格列本脲、甲苯磺丁脲、地西泮、依他尼酸、氯噻酮、呋塞米、萘普生、保泰松、可的松、泼尼松、氢氯噻嗪、布洛芬、芬布芬、吲哚美辛、甲氯芬那酸、氯丙嗪、卡莫司汀、顺铂、洛莫司汀、氯贝丁酯、博来霉素、秋水仙碱。

⑥可由腹膜透析清除，但是否由血液透析清除尚无可靠资料的药物：头孢替坦。

⑦不能由腹膜透析清除，但是否由血液透析清除尚无可靠资料的药物：头孢唑肟、环丙沙星、氯磺丙脲。

（3）透析患者常用药物

①磷结合剂：进食时同服"磷结合剂"类钙剂，减少磷吸收。

②维生素 D：晚上睡前服用骨化三醇、阿法骨化醇。

③铁剂：两餐间服用铁剂，与钙剂错开。

④维生素 B 和维生素 C：需每日补充维生素 C 1g，维生素 B_1 和维生素 B_6 各 10mg。

⑤缓泻药：使用适当的缓泻药，如开塞露、乳果糖等。

⑥人促红细胞生成素：补充 EPO 只能采用皮下或静脉注射方式给药。

⑦非甾体抗炎药：首选对乙酰氨基酚，避免应用阿司匹林。

（4）特殊需要而使用的其他药物

①胰岛素：糖尿病患者的胰岛素，可经透析液给药。

②肝素：透析患者常需使用肝素，以减少排出液中纤维蛋白，便于透析液排出；肝素不可经透析膜进入机体。

③抗高血压药：大多数肾衰竭患者可随着充分透析和水负荷的纠正，逐渐减少抗高血压药物的使用，甚至停药。

④抗生素：可以通过透析液给药。

考点7★★　器官移植患者用药

1. 免疫抑制剂影响血药浓度因素　许多药物和食物会影响免疫抑制剂的代谢，导致血药浓度升高或降低。例如抗真菌药物、抗生素、抗结核药物、葡萄柚和高脂饮食等。

2. 慢性排斥反应的危险因素　可引起移植肾发生慢性排斥反应的危险因素包括免疫抑制剂使用不当、急性排斥反应、组织相容性差、感染、高血压、高血脂、吸烟等。其中与用药相关的危险因素主要包括以下三方面。

（1）患者用药依从性差。

（2）伴发疾病影响腹泻、感染等。

（3）药物毒性。

3. 防范慢性排斥反应的措施

（1）告知患者免疫治疗的重要性。

（2）指导患者正确使用免疫抑制剂。

（3）告知患者药物浓度监测周期及检测结果的意义。

（4）做好伴发疾病药物治疗方案的调整。

（5）帮助疑似出现排斥反应的患者排查可能的影响因素。

第四章 药物治疗管理与健康促进

第一节 药物治疗方案的设计与评估

考点1★ 药物治疗方案制定的一般原则

制定治疗方案，要考虑：①为药物治疗创造条件，如改善环境、改善生活方式。②确定治疗目的，选择合适的药物。③选择合适的用药时机，强调早治疗。④选择合适的剂型和给药方案。⑤选择合理配伍用药。⑥确定合适的疗程。⑦药物与非药物疗法的结合。

1. 药物治疗的安全性 保证患者的用药安全是药物治疗的前提。

2. 药物治疗的有效性 是选择药物的首要标准。

3. 药物治疗的经济性 以最低的药物成本，实现最好的治疗效果。

4. 药物治疗的方便性 依从性高低直接影响着药物治疗的有效性。

考点2★ 药物治疗方案制定的基本过程

1. 识别和评估患者的症状和体征，给予非处方药物信息

2. 治疗药物选择的原则及方法

（1）治疗药物选择的基本原则：①安全性。用药安

全是药物治疗的前提。②有效性。这是选择药物的首要标准。③经济性。应考虑治疗总成本。④给药方便性。其可能影响患者对治疗的依从性。

（2）治疗药物选择的基本方法：参考权威的专科诊疗指南、国家发布的临床路径、大规模随机对照临床试验的结果、专家共识，并结合临床经验及患者的个体情况。

3. 制定和调整给药方案的基本步骤及方法

（1）制定和调整给药方案的基本步骤

①获取患者的基本信息。

②按群体参数计算初始给药方案，并用此方案进行治疗。

③患者评估：药效学和药动学。

④必要时，按个体数据重新计算给药方案。

（2）制定和调整给药方案的基本方法

①根据 TDM（血药浓度监测）结果调整给药方案：包括稳态一点法、一点法和重复一点法、PK/PD 参数法、Bayesian 反馈法等。

②根据患者生化指标调整给药方案：对于主要经肾脏排泄的药物，可根据患者的肌酐清除率计算适宜的给药剂量；对于主要经肝脏消除的药物，可根据患者的肝功能指标调整给药剂量；对于抗凝药，根据国际标准化比值（INR）调整给药剂量。

调整给药方案的途径包括改变每日剂量、改变给药间隔或两者同时改变。每日剂量决定药时曲线水平位置的高低，给药间隔影响药时曲线上下波动的程度，应根据药物的 PK/PD 特点确定选择何种方式。

考点 3 ★★ 药物治疗的评估

1. 患者用药评估所需要的信息 患者个人基本情况、

病情及药物治疗信息。

2. 确定药物治疗适应证的适宜性

3. 确定药物治疗方案的有效性　药物治疗有效性取决于患者是否达到了每项适应证的预期治疗目标。

（1）治疗目标包括：①患者感受到的症状或体征。②疾病相关的实验室检查结果。③影像学检查结果。

（2）药物治疗无效时，可以考虑的原因：①该药物对患者的病症是否为错误用药。②患者的问题是由无效的药物治疗所致，还是需要更多的药物治疗才能解决。

4. 确定药物治疗方案的安全性　药物治疗方案可以导致患者的药物不良反应和（或）毒性作用。在进行用药安全性评估时应考虑的问题：

（1）患者所发生的不良反应是否由正在服用的药物引起。

（2）不良反应是否与患者服药的剂量有关（或成正比）。

5. 确定患者用药的依从性　对于表现出依从性差问题的患者，需要给予其关怀，了解其行为背后的原因，以便采取相应措施解决问题。

6. 评价患者用药的经济性

（1）药物经济学评价的含义为设计合理的药学服务方案，保证有限的卫生资源发挥最大的效用。

（2）药物经济学评价方法：①最小成本分析。②成本－效益分析。③成本－效果分析。④成本－效用分析。

第二节 常用医学检查

考点1★ 红细胞计数（RBC）

1. 正常参考区间

正常参考区间	新生儿：$(6.0 \sim 7.0) \times 10^{12}/L$	
	婴儿：$(5.2 \sim 7.0) \times 10^{12}/L$	
	儿童：$(4.2 \sim 5.2) \times 10^{12}/L$	
	成人	男：$(4.0 \sim 5.5) \times 10^{12}/L$
		女：$(3.5 \sim 5.0) \times 10^{12}/L$

2. 临床意义

（1）生理变化：①年龄的影响。②时间的影响。③采血部位。④精神因素。⑤气压。⑥献血。⑦妊娠。

（2）病理变化

1）红细胞／血红蛋白增多

①相对增多：频繁呕吐、出汗过多，大面积烧伤等。

②代偿性和继发性增多：常继发于慢性肺心病、肺气肿、高原病和肿瘤患者。

③真性红细胞增多：原因不明的慢性骨髓功能亢进。

2）红细胞／血红蛋白减少

①急性、慢性红细胞丢失过多。

②生成减少：红细胞生成减少，包括造血干细胞的数量减少，如再生障碍性贫血；血红蛋白生成减少，包括正铁血红素合成障碍，如缺铁性贫血。

③红细胞破坏过多：包括红细胞内异常、红细胞外异常。

考点2 ★★★ 血红蛋白（Hb）

1. 简述 血红蛋白常被称为"血色素"，是组成红细胞的主要成分。

正常参考区间	女性：110～150g/L
	男性：120～160g/L
	新生儿：170～200g/L

2. 临床意义 血红蛋白增减的临床意义与红细胞增减的意义相同，但血红蛋白能更好地反映贫血的程度。轻度贫血，Hb量＞90g/L；中度贫血，Hb量在61～90g/L；重度贫血，Hb量在31～60g/L；极重度贫血，Hb量＜30g/L。

考点3 ★★ 白细胞计数（WBC）

1. 正常参考区间

正常参考区间	成人末梢血：（4.0～10.0）×10⁹/L
	成人静脉血：（3.5～10.0）×10⁹/L
	新生儿：（15.0～20.0）×10⁹/L
	6个月～2岁儿童：（11.0～12.0）×10⁹/L

2. 临床意义

（1）中性粒细胞增加

①生理性。

②病理性：急性感染和化脓性炎症，中毒，急性大出血，白血病、骨髓增殖性疾病及恶性肿瘤，严重的组织损伤及大量红细胞破坏。

（2）中性粒细胞减少

①特殊感染：如革兰阴性菌感染、结核分枝杆菌感染、病毒感染、寄生虫感染。

②物理化学损害。

③血液病。

④过敏性休克、重度恶病质。

⑤脾功能亢进和自身免疫性疾病。

（3）中性粒细胞异常改变

①核象变化：核左移现象、核右移现象。

②毒性变化与退行性变：在严重感染或中毒时，中性粒细胞质中可出现中毒颗粒或胞质内出现空泡，核膨胀或核固缩等变性。

考点4 ★★　白细胞分类计数（WBC DC）

正常参考区间	中性分叶核粒细胞 0.50～0.70（50%～70%）
	中性杆状核粒细胞 0.01～0.05（1%～5%）
	嗜酸性粒细胞（成人）0.005～0.05（0.5%～5%）

1.中性粒细胞　中性粒细胞计数增减的临床意义与前面白细胞的临床意义相同。

2.嗜酸性粒细胞（占白细胞总数的 1%～5%）

（1）嗜酸性粒细胞增多

①过敏性疾病。

②药物：应用头孢拉定、头孢氨苄、头孢呋辛、头孢哌酮等抗生素等。

③血液病：慢性粒细胞性白血病、嗜酸性粒细胞性白血病。

④恶性肿瘤：某些上皮系肿瘤如肺癌等。

⑤传染病：猩红热。

⑥其他：风湿性疾病、肾上腺皮质功能减低症等。

（2）嗜酸性粒细胞减少

①疾病或创伤：伤寒、副伤寒，大创伤后。

②长期应用肾上腺皮质激素。

3. 嗜碱性粒细胞

（1）嗜碱性粒细胞增多

①血液病。

②创伤及中毒。

③恶性肿瘤。

④过敏性疾病。

（2）嗜碱性粒细胞减少

①疾病：速发型过敏反应。

②用药：见于促肾上腺皮质激素、肾上腺皮质激素应用过量及应激反应。

4. 淋巴细胞

（1）淋巴细胞增多

①传染病：百日咳、传染性单核细胞增多症、传染性淋巴细胞增多症、结核病、水痘、麻疹、风疹、流行性腮腺炎、传染性肝炎、结核及许多传染病的恢复期。

②血液病。

③移植排斥反应。

（2）淋巴细胞减少：多见于传染病的急性期、放射病、细胞免疫缺陷病、长期应用肾上腺皮质激素后或接触放射线等。

5. 单核细胞（占白细胞总数的 3%～8%）　单核细胞增多可见于：①传染病或寄生虫病。②血液病。③其他疾病：亚急性细菌性心内膜炎。

考点 5 ★★★　血小板计数（PLT）

1. 简述　血小板是由骨髓巨核细胞产生的，每个巨核细胞可以产生 2000～3000 个血小板，生存期为 8～11天，具有黏附、聚集、释放等多种功能。

（1）正常参考区间：（$100 \sim 300$）$\times 10^9$/L。

（2）主要作用：①营养、维护、保持毛细血管壁的完整性。②参与止血和凝血，促进血液凝固。

2.临床意义

（1）血小板减少

①血小板生成减少：造血功能损伤。

②血小板破坏过多：免疫性或继发性血小板减少性紫癜、淋巴瘤等。

③血小板消耗过多：如弥漫性血管内凝血。

④血小板分布异常：脾大。

⑤药物中毒或过敏引起：磺胺类药、阿司匹林等。

（2）血小板增多

①常见于慢性粒细胞白血病、真性红细胞增多症、急性或脓性感染、急性出血及溶血后，脾切除手术等，溃疡性结肠炎，多发性骨髓瘤，以及许多慢性肿瘤的早期。

②创伤急性失血性贫血，脾摘除术后，骨折、出血后，可见一过性血小板增多。

考点6 ★ 红细胞沉降率（血沉，ESR）

1.正常参考区间 男性 $0 \sim 15$mm/h；女性 $0 \sim 20$mm/h。

2.临床意义

（1）生理性增快：见于月经期、妊娠3个月以上至分娩后3周内。

（2）病理性增快

①炎症：结核病、急性感染所致的炎症。

②组织损伤及坏死。

③恶性肿瘤：鉴别恶性和良性肿瘤的重要指标之一。

④高球蛋白血症。

⑤贫血：血沉增快与贫血程度相关，贫血越严重，

血沉增快越明显。

⑥高胆固醇血症。

考点7 ★　尿常规检查项目

名称	正常	异常
酸碱度 （pH）	晨尿 5.5～6.5 随机尿 4.5～8.0	增高：碱中毒、常见于频繁呕吐、肾小管性酸中毒
		降低：酸中毒、肾炎、糖尿病酮症酸中毒等
尿比重 （SG）	成人晨尿＞1.020 随机尿 1.003～1.030 新生儿 1.002～1.004	增高多见于高热、心力衰竭、糖尿病等
		降低多见于慢性肾功能不全、慢性肾盂肾炎等
尿蛋白 （PRO）	定性：阴性（-） 定量：<150mg/24h	肾损害
尿隐血 （BLD）	阴性（-）	尿血红蛋白阳性：红细胞被大量破坏；尿肌红蛋白阳性：肌肉损伤
尿沉渣 白细胞	阴性（-）	超过 5 个，说明尿路感染
尿沉渣 管型	0 或偶见	肾脏损害
尿葡萄糖	阴性（-）	阳性＋血糖↑：提示可能有糖尿病、甲亢、肢端肥大症；阳性＋血糖正常：提示肾脏损害；假性糖尿：尿液中有还原性物质引起尿糖定性出现阳性反应
尿胆红素	阴性（-）	阳性：提示可能肝细胞或胆道阻塞性黄疸

考点 8 ★★★ 粪外观检查及其临床意义

1. 药物对粪外观的影响

（1）口服药用炭、铋制剂、铁制剂、中草药者粪便可呈无光泽的灰黑色，服用大黄、番泻叶等中药者大便呈黄色。

（2）服用硫酸钡粪便呈白片土状或白色，服用氢氧化铝制剂粪便为灰白色或白色斑点。

（3）服用水杨酸钠可使粪便呈红至黑色。

（4）服用利福平可使粪便呈橘红至红色。

（5）服用抗凝血药华法林可使粪便呈红或黑色。

2. 临床意义

（1）稀糊状或水样粪便：感染或非感染性腹泻、急性胃肠炎。

（2）黏液便：小肠炎症、大肠炎症等。

（3）冻状便：过敏性肠炎、慢性菌痢等。

（4）脓血便：细菌性痢疾（以脓为主）、阿米巴痢疾（以血为主）。

（5）乳凝块便：脂肪或酪蛋白消化不良、儿童消化不良。

（6）米泔水样便：霍乱、副霍乱。

（7）鲜血便：下消化道出血。

（8）柏油便：上消化道出血。

（9）白陶土样便：阻塞性黄疸。

（10）细条便：直肠狭窄、直肠癌。

考点 9 ★★★ 肝功能检查项目及其临床意义

1. 血清丙氨酸氨基转移酶（ALT）/ 血清天门冬氨酸氨基转移酶（AST）

（1）正常参考范围：均为 < 40U/L。

（2）主要存在于心肌、肝、肾、骨骼肌、胰腺等，指标升高，反映这些部位的损伤，尤其是肝胆疾病损伤。

（3）在急性或轻型肝炎时，血清 ALT 升高幅度大于 AST；在慢性肝炎尤其是肝硬化时，AST 上升的幅度高于 ALT；AST/ALT 比值越高，肝脏病变越慢性化。

（4）使用肝毒性药物可使二者均升高：抗生素、抗真菌药、抗病毒药、他汀类调血脂药。

2. 血清 γ-谷氨酰转移酶

（1）正常参考范围：男性 10 ～ 60U/L；女性 7 ～ 45U/L。

（2）主要存在于血清及除肌肉外的所有组织中，其中以肾脏最高。

（3）抗惊厥药苯妥英钠、镇静药苯巴比妥或乙醇常致 γ-GT 升高。

3. 血清碱性磷酸酶

（1）正常参考范围：女性：20 ～ 49 岁　35 ～ 100U/L；50 ～ 79 岁　50 ～ 135U/L。男性：45 ～ 125U/L。

（2）他汀类血脂调节药，可导致 ALP 升高。

4. 血清总蛋白、白蛋白和球蛋白

（1）正常参考范围

总蛋白（TP）：新生儿 46 ～ 70g/L；成人 60 ～ 80g/L。

白蛋白（A）：新生儿 28 ～ 44g/L；成人 35 ～ 55g/L。

球蛋白（G）：20 ～ 30g/L。

A/G 比值：（1.5 ～ 2.5）∶1。

（2）白蛋白属于非急性时相蛋白，球蛋白属于急性时相蛋白。

（3）A/G 比值小于 1（白蛋白少）提示有慢性肝炎、肝硬化、肝实质性损害、肾病综合征；A/G 比值的动态变化，有助于观察肝炎病情的发展与预后。

5. 胆红素

（1）胆红素的来源：①大部分胆红素来自衰老红细胞（80%～85%）。②小部分胆红素来自组织（特别是肝细胞）③极小部分胆红素来自骨髓内无效造血的血红蛋白。②、③来源的胆红素称为旁路胆红素。

（2）胆红素的分类：①非结合胆红素，旧称间接胆红素，"未经肝加工"只是血液中的运输形式。不能从肾小球滤过。②结合胆红素，旧称直接胆红素，肝已加工经胆入肠，肝胆损伤，入血走肾。可经胆、肾脏排泄。

（3）正常参考范围

①总胆红素（STB 或 Tbil）：成人 3.4～17.1 μmol/L。

②结合胆红素（CB 或 Dbil）：0～6.8μmol/L。

③非结合胆红素（UCB 或 Ibil）：1.7～10.2 μmol/L。

（4）临床意义

①根据总胆红素值判定有无黄疸。

②根据 STB 检测值推断黄疸发生的病因。溶血性黄疸：通常 < 85.5μmol/L；肝细胞性黄疸：17.1μmol/L～171μmol/L；不完全梗阻性黄疸：171μmol/L～265μmol/L；完全梗阻性黄疸：通常 > 342μmol/L。

③据总胆红素、结合胆红素、非结合胆红素水平判定黄疸类型：STB 升高 + 非结合胆红素升高 = 溶血性黄疸；STB 升高 + 结合胆红素明显升高 = 胆汁淤积性黄疸；三者均升高 = 肝细胞性黄疸。

④据结合胆红素与总胆红素比值（CB/STB）协助鉴别黄疸类型：CB/STB < 20%，提示溶血性黄疸；CB/STB 为 20%～50%，提示肝细胞性黄疸；CB/STB > 50%，提示胆汁淤积性黄疸。

⑤总胆红素降低的原因多为缺血性贫血或导致血红蛋白降低的其他因素，另外也要考虑检验误差。

考点 10 ★★　肾功能检查项目及其临床意义

1. 血清尿素氮（BUN）

（1）正常参考范围：成人 3.2 ～ 7.1mmol/L；婴儿、儿童 1.8 ～ 6.5mmol/L。

（2）临床意义：当此值高于正常时，说明有效肾单位的 60% ～ 70% 已受损害。

2. 血肌酐（Cr）

（1）正常参考范围（酶法）

成年男性：57 ～ 111μmol/L。

成年女性：41 ～ 82μmol/L。

（2）临床意义：血肌酐增高见于各种类型肾病，导致肾小球滤过功能下降。

3. 血尿酸

（1）正常参考范围（酶法）

男性：208 ～ 428μmol/L。

女性：155 ～ 357μmol/L。

（2）临床意义

1）血尿酸增高

①病理性：痛风，急、慢性肾炎，肾结核、肾积水等。

②生理性：食用高嘌呤食物。

③药物：四氯化碳、铅中毒，或服用非甾体抗炎药（阿司匹林、贝诺酯）、利尿剂（氢氯噻嗪、托拉塞米、依他尼酸）、抗结核药（吡嗪酰胺、乙胺丁醇）等。

2）血尿酸降低：见于急性重症肝炎、长期大量使用糖皮质激素等。

考点 11 ★★　其他血生化检查检查项目

细目	参考值	临床意义
淀粉酶	血清 35 ～ 135U/L	淀粉酶增高：急性胰腺炎等胰腺疾病 淀粉酶降低：肝癌、肝硬化、糖尿病
磷酸激酶、肌酸激酶	肌酸激酶（CK）： 男性 50 ～ 310U/L 女性 40 ～ 200U/L	急性心肌梗死的早期诊断指标 脑梗死诊断指标 他汀类和贝丁酸类药联合应用可增加发生肌病的危险，表现为 CPK 升高
血糖（Glu）	空腹血糖：3.9～6.1 mmol/L 餐后 2 小时血糖：<7.8mmol/L	糖尿病；库欣综合征、甲亢、腺垂体亢进、巨人症、胰高血糖素瘤；使用糖皮质激素、甲状腺激素、利尿剂
糖化血红蛋白（HbA₁c）	5.0% ～ 8.0%	反映测定前 8 ～ 12 周的平均血糖水平
血清总胆固醇（TC）	< 5.2mmol/L	升高：动脉硬化及高脂血症 降低：甲亢、严重肝脏疾病
甘油三酯（TG）	0.56 ～ 1.70mmol/L	同前
低密度脂蛋白胆固醇	2.1 ～ 3.1mmol/L	升高：糖尿病、肾病综合征等 降低：严重肝脏疾病
高密度脂蛋白胆固醇	1.03 ～ 2.07mmol/L	升高无临床意义；降低提示高脂血症

考点 12 ★★★　乙型肝炎血清免疫学检查及其临床意义

检查项目（两对半）	大	小	临床意义
乙型肝炎病毒表面抗原（HBsAg）	+	+	"澳抗"，乙型肝炎病毒（HBV）表面的一种糖蛋白，表明体内有病毒存在
乙型肝炎病毒表面抗体（抗–HBs、HBsAb）			人体针对乙型肝炎病毒表面抗原产生的中和抗体，为保护性抗体，表明人体具有一定的免疫力
乙型肝炎病毒e抗原（HBeAg）	+		位于HBV病毒颗粒的核心部分，其阳性是乙肝病毒复制、增殖、有传染性的指标之一
乙型肝炎病毒e抗体（抗–HBe、HBeAb）		+	e抗原的对应抗体，非中和抗体，不能抑制HBV的增殖，是反映肝细胞受到HBV侵害后的一项指标
乙型肝炎病毒核心抗体（抗–HBc、HBcAb）	+	+	非保护性抗体，不能抑制HBV的增殖，反映肝细胞受到HBV侵害：IgM型阳性：复制活跃，有强传染性；IgG型阳性：既往感染过HBV

大三阳和小三阳的临床意义：

（1）"大三阳"（表面抗原、e抗原、核心抗体同为阳性）：乙肝病毒在人体内复制活跃，带有传染性，应尽快隔离。

（2）"小三阳"（表面抗原、e抗体、核心抗体同为阳性）：乙肝病毒人体内复制减少，传染性小，不需要隔离；

如肝功能正常，又无症状，成为乙型肝炎病毒无症状携带者。

考点 13 ★★　细菌药敏试验

1. 含义　用于检测细菌对抗菌药物的敏感性，其在指导临床用药、监测耐药变化等方面起重要作用，特别是在感染性疾病的目标性治疗中至关重要。

2. 细菌药敏性试验报告组成

（1）患者基本信息（姓名、性别、年龄、病案号等）、临床信息（送检科室、临床诊断、标本类型等）、实验室信息（标本采集时间、送检时间、接收时间、操作人等）。

（2）涂片、培养鉴定。

（3）药敏试验：包括细菌名称、药物名称以及敏感结果判定。

（4）结果判读：包括敏感、耐药、中介剂量依赖性敏感。

3. 指示药举例

（1）苯唑西林可预测葡萄球菌属对 β–内酰胺药物（除头孢洛林外）的敏感性。

（2）四环素敏感，可预测多西环素和米诺环素敏感。

（3）红霉素敏感，可预测克拉霉素、阿奇霉素敏感。

（4）万古霉素敏感，可预测替考拉宁敏感。

（5）肠球菌对青霉素敏感，可预测其对氨苄西林、阿莫西林、哌拉西林等敏感；但氨苄西林敏感，不能预测青霉素敏感。

（6）肺炎链球菌对左氧氟沙星敏感，可预测其对莫西沙星敏感；反之不成立。

（7）β 溶血性链球菌对青霉素敏感，可预测其对氨苄西林、阿莫西林、阿莫西林－克拉维酸、氨苄西林－舒巴坦、头孢唑林、头孢吡肟、头孢拉定、头孢噻肟、头孢曲松、厄他培南、亚胺培南、美罗培南敏感。

4. 基于药动学及药效学的不同敏感折点　不同感染部位，即使是同一致病菌，折点也可能有所差异。

5. 注意事项

（1）关注菌落计数。

（2）关注药敏结果是否有纰漏。

第三节　疾病管理与健康宣教

考点1★　帮助和促进患者的自我管理

1. 健康生活方式的教育及如何减少危险因素

（1）健康生活方式具体表现：健康饮食、适量运动、不吸烟、不酗酒、保持心理平衡、充足的睡眠、讲究日常卫生等。

（2）人体健康常用参数

①体重指数（BMI）＝体重（kg）/身高^2（m^2）：BMI＜18.5为体重过低；BMI 18.5～23.9为体重正常；BMI 24～27.9为超重；BMI≥28为肥胖。

②肥胖的腰围标准：男性＞90cm，女性＞85cm。

③正常血压：＜140/90mmHg。

④血脂水平：低密度脂蛋白胆固醇LDL–C＜3.1mmol/L；甘油三酯＜1.7mmol/L或150mg/dL。

（3）有针对性地对不同慢性疾病的患者进行健康教育

①高血压患者：应告知低盐饮食，避免情绪较大波动，定期监测血压并评估靶器官损害程度。

②糖尿病患者：从饮食、运动上严格管理，戒烟限酒，监测血糖，控制血压、血脂水平，避免糖尿病并发症的发生。

③骨质疏松的患者：在补钙治疗的同时应告知增加户外运动，多晒太阳，使钙能够有效沉积到骨骼上，防跌倒的宣教也很重要。

2. 教育患者提高用药依从性　依从性是指患者按照医生的规定进行治疗、与医嘱一致的行为；依从性对患者的药物治疗成功与否具有重要的意义。

提高依从性的方法：①简化治疗方案。②改善服务态度。③加强用药指导。④改进药品包装。

3. 分时药盒的使用和用药记录

4. 戒烟管理

（1）行为干预：行为干预联合药物治疗能够有效帮助人们戒烟。

（2）药物干预：一线戒烟药物，如尼古丁替代物、安非他酮及伐尼克兰；二线戒烟药物，如可乐定和去甲替林等。

考点2★★　物质滥用与成瘾

1. 定义　精神活性物质滥用简称为"物质滥用"，其危害性不仅在于造成个体的严重损害，而且会引发严重的公共卫生问题和社会问题。

（1）内容：精神活性物质包括违禁物质及非违禁物质。①违禁物质：麻醉药品、精神药物等。②非违禁物质：如烟、酒精等。

（2）影响：依赖性物质不仅能引起令人愉快的意识状态，而且会引起人对欣快感的强烈渴求，迫使人们无止境的追求用药，导致非医疗目的自行反复、大量使用，即

"物质滥用"或"药物滥用"。

2. 精神物质滥用危害 ①对健康的长远影响，如酒精导致肝硬化及其他慢性疾病。②急性和短期效应，如阿片类和酒精过量使用导致中毒。③不良社会后果导致的紧急社会问题，如人际关系的突然破裂或被捕。④导致长远社会问题，如不能工作或不能履行家庭义务。

3. 药师作用 ①严格执行对镇静催眠药物及镇痛药物的管制，不向无处方患者发药，同时应警惕频繁来取该类药品的患者，明确诊断及用药目的。②一些感冒药、止咳药水中也含麻黄素、可待因等精神药物，避免长期使用。③关注老年人镇静催眠药物的使用，尤其地西泮等长效药物，可询问患者是否初次使用，对新发诊断睡眠障碍的患者，可建议使用短效非苯二氮䓬类镇静药。④对已经发生药物滥用的患者，应告知其危害性，建议患者接受治疗。

考点3 ★ 疾病预防和保健

1. 营养管理

（1）合理饮食是获取营养素最简单有效的途径。

（2）复合维生素、钙剂一般适合于饮食不规律者、孕妇、老年人和儿童。

（3）不建议存在多种慢性疾病且需长期药物治疗患者擅自添加多种膳食补充剂。

（4）蛋白质（氨基酸类）适合于消化功能差、创伤及手术后患者，健康人群可通过饮食摄入充足的蛋白质，不必额外补充。

2. 传染病防治

（1）传染病分类

①甲类：鼠疫、霍乱。

②乙类：新型冠状病毒肺炎、传染性非典型肺炎艾滋病、病毒性肝炎、脊髓灰质炎、人感染高致病性禽流感、麻疹、流行性出血热、狂犬病、流行性乙型脑炎、登革热、炭疽、细菌性和阿米巴性痢疾、肺结核、伤寒和副伤寒、流行性脑脊髓膜炎、百日咳、白喉、新生儿破伤风、猩红热、布鲁菌病、淋病、梅毒、钩端螺旋体病、血吸虫病、疟疾。

③丙类：流行性感冒、流行性腮腺炎、风疹、急性出血性结膜炎、麻风病、流行性和地方性斑疹伤寒、黑热病、包虫病、丝虫病，除霍乱、细菌性和阿米巴性痢疾、伤寒和副伤寒以外的感染性腹泻病。

（2）传染病防治办法

①防治传染病，要进行预防传染病的健康教育，倡导文明健康的生活方式，提高对传染病的防治意识和应对能力，加强环境卫生建设，消除鼠害和蚊、蝇等病媒生物的危害。

②对传染病患者、病原携带者和疑似传染病患者要给予与关心，帮助其得到及时救治。

③对于个人而言，需要保持健康合理的营养膳食、适宜的运动以增强疾病抵抗能力。

3. 疫苗接种　疫苗接种是控制人类疾病最有效的公共卫生干预措施之一，对于降低传染病发病率和死亡率具有重要作用。

第四节　抗菌药物的合理使用

考点1★★★　抗菌药物治疗性应用的基本原则

1.诊断为细菌性感染者方有指征应用抗菌药物。

（1）根据患者的症状、体征、实验室检查或影像学结果，诊断为细菌、真菌感染者方有指征应用抗菌药物。

（2）由结核分枝杆菌、非结核分枝杆菌、支原体、衣原体、螺旋体、立克次体及部分原虫等病原微生物所致的感染亦有指征应用抗菌药物。

（3）缺乏上述病原微生物感染的证据，诊断不能成立者以及病毒性感染者，均无应用抗菌药物指征。

2. 尽早查明感染病原，根据病原种类及药物敏感试验结果选用抗菌药物。

3. 抗菌药物经验性治疗。根据患者的感染部位、基础疾病、发病情况、发病场所、既往抗菌药物用药史及治疗反应等推测可能的病原体，并结合当地细菌耐药性监测数据，先给予抗菌药物经验性治疗。待获知病原学检测及药敏结果后，结合先前的治疗反应调整用药方案；对培养结果阴性的患者，应根据经验性治疗的效果和患者情况采取进一步诊疗措施。

4. 按照药物的抗菌作用及其体内过程特点选择用药。

5. 综合患者病情、病原菌种类及抗菌药物特点制定治疗方案

（1）品种选择：根据病原菌种类及药敏结果尽可能选择针对性强、窄谱、安全、价格适当的抗菌药物。

（2）给药剂量：一般按各种抗菌药物的治疗剂量范围给药。

（3）给药途径

1）口服给药：对于轻至中度感染的大多数患者，应于口服治疗，选取口服吸收良好的抗菌药物品种，不必采用静脉或肌内注射给药。

2）注射给药：仅在下列情况时可先予以注射给药。

①不能口服或不能耐受口服给药的患者（如吞咽困

难者）。

②患者存在明显可能影响口服药物吸收的情况（如呕吐、严重腹泻、胃肠病变或肠道吸收功能障碍等）。

③所选药物有合适抗菌谱，但无口服剂型。

④需在感染组织或体液中迅速达到高药物浓度以达杀菌作用者（如感染性心内膜炎、化脓性脑膜炎等）。

⑤感染严重、病情进展迅速，需给予紧急治疗的情况（如血流感染、重症肺炎患者等）。

⑥患者对口服治疗的依从性差。

3）局部给药：抗菌药物的局部应用宜尽量避免。抗菌药物的局部应用只限于以下少数情况：

①全身给药后在感染部位难以达到有效治疗浓度时加用局部给药作为辅助治疗（如治疗中枢神经系统感染时某些药物可同时鞘内给药，包裹性厚壁脓肿时可于脓腔内注入抗菌药物等）。

②眼部及耳部感染的局部用药等。

③某些皮肤表层及口腔、阴道等黏膜表面的感染可采用抗菌药物局部应用或外用给药，但应避免将主要供全身应用的品种用作局部给药。

（4）给药次数：为保证药物在体内能发挥最大药效，杀灭感染灶病原菌，应根据药动学和药效学相结合的原则给药。青霉素类、头孢菌素类和其他 β - 内酰胺类、红霉素、克林霉素等时间依赖性抗菌药物，应一日多次给药。氟喹诺酮类和氨基糖苷类等浓度依赖性抗菌药物，可一日一次给药。

（5）疗程：抗菌药物疗程因感染不同而异，一般宜用至体温正常、症状消退后 72 ～ 96 小时，有局部病灶者需用药至感染灶控制或完全消散。

（6）抗菌药物的联合应用：单一药物可有效治疗的

感染不需联合用药，仅在下列情况时有指征联合用药。

1）病原菌尚未查明的严重感染，包括免疫缺陷者的严重感染。

2）单一抗菌药物不能控制的严重感染，需氧菌及厌氧菌混合性感染，2种及2种以上复数菌感染，以及多重耐药菌或泛耐药菌感染。

3）需长疗程治疗，但病原菌易对某些抗菌药物产生耐药性的感染，如某些侵袭性真菌病；或病原菌含有不同生长特点的菌样，如结核和非结核分枝杆菌，需要应用不同抗菌机制的药物联合使用。

4）毒性较大的抗菌药物，联合用药时剂量可适当减少，但需有临床研究资料证明其同样有效。

考点2 ★★　非手术治疗患者抗菌药物的预防性应用原则

1. 预防用药目的　预防特定病原菌所致的或特定人群可能发生的感染。

2. 预防用药基本原则

（1）用于尚无细菌性感染征象但暴露于致病菌感染环境的高危人群。

（2）预防用药适应证和抗菌药物选择应基于循证医学证据。

（3）应针对一种或两种最可能的细菌性感染进行预防用药，不宜盲目选用广谱抗菌药或多药联合预防多种细菌的多部位感染。

（4）应限于针对某一段特定时间内可能发生的感染，而非任何时间可能发生的感染。

（5）应积极纠正导致感染风险增加的原发疾病或基础状况。

（6）以下情况原则上不应预防使用抗菌药物

①普通感冒、麻疹、水痘等病毒性疾病。

②昏迷、休克、中毒、心力衰竭、肿瘤、应用肾上腺皮质激素等患者。

③留置导尿管、深静脉导管以及建立人工气道（包括气管插管或气管切开）患者。

3. 对某些细菌性感染的预防用药指征与方案 在某些细菌性感染的高危人群中，如有指征可预防性使用抗菌药物。

考点 3 ★★ 围手术期抗菌药物的预防性应用原则

1. 预防用药目的 预防手术部位感染，包括浅表切口感染、深部切口感染和手术所涉及的器官/腔隙感染，但不包括与手术无直接关系的、术后可能发生的其他部位感染。

2. 预防用药原则 围手术期抗菌药物预防用药，应根据手术切口类别、手术创伤程度、可能的污染细菌种类、手术持续时间、感染发生机会和后果严重程度、抗菌药物预防效果的循证医学证据、对细菌耐药性的影响和经济学评估等因素，综合考虑决定是否预防性使用抗菌药物。但抗菌药物的预防性应用并不能代替严格的消毒、灭菌技术和精细的无菌操作规范，也不能代替术中保温和血糖控制等其他预防措施。

（1）清洁手术（Ⅰ类切口）：手术器官为人体无菌部位，局部无炎症、无损伤，也不涉及呼吸道、消化道、泌尿生殖道等人体与外界相通的器官。手术部位无污染，通常不需预防用抗菌药物。但在下列情况时可考虑预防用药。

①手术范围大、手术时间长、污染机会增加。

②手术涉及重要脏器，一旦发生感染将造成严重后

果者，如头颅手术、心脏手术等。

③异物植入手术，如人工心脏瓣膜植入、永久性心脏起搏器放置、人工关节置换等。

④有感染高危因素如高龄、糖尿病、免疫功能低下（尤其是接受器官移植者）、营养不良等患者。

（2）清洁－污染手术（Ⅱ类切口）：手术部位存在大量人体寄殖菌群，手术时可能污染手术部位而引致感染，故此类手术通常需预防性使用抗菌药物。

（3）污染手术（Ⅲ类切口）：已造成手术部位严重污染的手术，此类手术需预防性使用抗菌药物。

（4）污染－感染手术（Ⅳ类切口）：在手术前即已开始治疗性应用抗菌药物，术中、术后继续，此种情况不属于预防应用范畴。

3. 抗菌药物品种选择

（1）根据手术切口类别、可能的污染菌种类及其对抗菌药物的敏感性、药物能否在手术部位达到有效浓度等因素综合考虑。

（2）选用对可能的污染菌针对性强、有充分预防有效相关循证医学证据、安全性好、使用方便及价格适当的品种。

（3）应尽量选择单一抗菌药物预防用药，避免不必要的联合使用。

（4）头孢菌素类过敏者，针对革兰阳性菌可用万古霉素、去甲万古霉素、克林霉素；针对革兰阴性杆菌可用氨曲南、磷霉素或氨基糖苷类。

（5）对某些手术部位感染会引起严重后果者，如人工心脏瓣膜置换术、人工关节置换术等，若术前发现有耐甲氧西林金黄色葡萄球菌（MRSA）定植的可能或者该医疗机构MRSA发生率高，可选用万古霉素、去甲万古霉素预防感染，但应严格控制用药持续时间。

（6）不应随意选用广谱抗菌药物作为围手术期预防用药。鉴于国内大肠埃希菌对氟喹诺酮类药物耐药率高，应严格控制氟喹诺酮类药物作为外科围手术期预防用药。

4. 给药方案

（1）给药方法：给药途径大部分为静脉输液，仅有少数为口服给药。

（2）预防用药维持时间：抗菌药物的有效覆盖时间应包括整个手术过程。

考点 4 ★★　抗菌药物 PK/PD 理论与给药方案优化

1. 概念及意义　抗菌药物 PK/PD 理论是将药物浓度与时间和抗菌活性结合起来，阐明抗菌药物在特定剂量或给药方案下血液或组织浓度抑菌或杀菌效果的时间过程。因此，基于 PK/PD 理论制定的抗菌治疗方案，可使抗菌药物在人体内达到最大杀菌活性和最佳临床疗效与安全性，并减少细菌耐药性的发生和发展。

2. 抗细菌药物 PK/PD 分类

（1）浓度依赖性：该类药物对致病菌的抗菌效应和临床疗效取决于血药峰浓度，而与作用时间关系不密切，即血药峰浓度越高，清除致病菌的作用越快、越强。氨基糖苷类、氟喹诺酮类、达托霉素、多黏菌素类、硝基咪唑类等属于浓度依赖性抗菌药物。

（2）时间依赖性：该类药物的抗菌效应与临床疗效主要与药物和细菌接触时间的长短密切相关，而与浓度升高关系不密切，当血药浓度高于致病菌 MIC 的 4～5 倍以上时，其抗菌效应几乎达到饱和，即使继续增加血药浓度，其抗菌效应也不会再增加。

（3）时间依赖性且抗菌作用持续时间长：该类药物

虽然为时间依赖性，但由于 PAE 或消除半衰期较长，使其抗菌作用持续时间延长。替加环素、利奈唑胺、阿奇霉素、四环素类、糖类等属于此类。

3. 抗真菌药物 PK/PD 分类

（1）浓度依赖性且具有长抗真菌后效应（PAFE）：该类药物的抗真菌效应和临床疗效在很大范围内随着药物浓度增高而增加。代表药物有两性霉素及其脂质制剂和棘白菌素类药物，如卡泊芬净、米卡芬净等。

（2）时间依赖性：该类药物的抗真菌效应与临床疗效主要与药物和真菌接触时间的长短密切相关，抗真菌效应在一定浓度时达到饱和，在此以后，药物浓度的增高不再产生疗效的相应增加。代表药物有氟胞嘧啶。

（3）时间依赖性且抗真菌作用持续时间长：该类药物虽然为时间依赖性，但由于 PAFE 较长，使其抗真菌作用持续时间延长。代表药物有唑类抗真菌药物，如氟康唑、伊曲康唑和伏立康唑等。

第五章　常见病症的健康管理

第一节　发热与疼痛

考点1★★　发热

1.病因

（1）感染：最常见。

（2）非感染性炎症：组织损伤、过敏、血液病、结缔组织病、肿瘤、器官移植排斥反应、或其他疾病的继发后果。

（3）其他：女性在经期或排卵期也会发热；服用药物也可能引起发热，称为"药物热"。

2.临床表现

（1）表现：体温升高，脉搏加快，头痛，乏力，突发热常为 0.5 ～ 1 天，持续热为 3 ～ 6 天。

据发热伴发症状可诊断病因。

（2）血常规检查：白细胞计数高于正常值——细菌感染；白细胞计数低于正常值——病毒感染；伴有头痛、四肢关节痛、咽喉痛、畏寒、乏力、鼻塞或咳嗽——感冒。

（3）儿童伴有咳嗽、流涕、眼结膜充血、麻疹黏膜斑及全身斑丘疹——麻疹；儿童或青少年伴有耳垂为中心的腮腺肿大——流行性腮腺炎。

（4）发热可有间歇期，表现有间歇发作的寒战、高热，继之大汗——化脓性感染或疟疾。

（5）持续高热，如 24 小时内波动持续在 39 ～ 40℃，居高不下，伴随寒战、胸痛、咳嗽、咯铁锈痰——肺炎。

（6）起病缓慢，持续稽留热，无寒战，脉缓，玫瑰疹，肝脾大——伤寒。

3. 药物治疗

（1）对乙酰氨基酚：退热首选药。特点为解热作用强，镇痛、抗炎作用弱；胃肠刺激小，作用缓和而持久；尤其适用于老年人和儿童退热。

（2）布洛芬：特点为镇痛作用强；胃肠不良反应较轻，易于耐受。

4. 就医建议　如果属于以下情况之一，应建议患者就医。

（1）1岁以下婴儿。

（2）65岁以上老年人和体弱患者。

（3）有基础疾病的患者，如慢性阻塞性肺疾病、哮喘、冠心病、慢性肾脏病、糖尿病、免疫力缺陷。

（4）伴有持续性发热和咳痰的患者。

（5）伴有胸痛或呼吸困难的患者。

（6）长期反复发热或不明原因发热（包括低热）。

5. 用药指导与患者教育

（1）应用解热镇痛药时，应严格掌握用量，对高热者可用温水擦拭四肢、胸背、头颈部以帮助退热。发热期间宜多休息，在夏季注意调节室温，保证充分的睡眠。

（2）解热镇痛药用于退热只是对症治疗，并不能解除病因。对于免疫力低下或伴有多种基础疾病的患者，服用解热镇痛药自我药疗则可能掩盖病症而影响疾病的诊断，延误病情。

（3）为避免药物对胃肠道的刺激，布洛芬等非选择性非甾体抗炎药宜在餐后服药，不宜空腹服药。老年人、肝肾功能不全者、血小板减少症者、有出血倾向者、有上消化道出血或穿孔病史者，应减量慎用。

（4）通常认为在妊娠期，对乙酰氨基酚可在正常剂量范围内短期使用，但不推荐长期大剂量使用。

（5）由于布洛芬等非甾体抗炎药可能引起胎儿动脉导管早闭，并与自发性流产、胎儿心脏缺陷及唇腭裂等风险相关，所以在妊娠早期和晚期禁用布洛芬；妊娠中期如必须使用，应在医生指导下短期使用。布洛芬进入乳汁的浓度很低，目前认为可安全用于哺乳期发热和镇痛。

（6）以下情况禁用布洛芬：服用阿司匹林或其他非甾体抗炎药后诱发哮喘、荨麻疹或过敏反应的患者，有活动性消化道溃疡或出血的患者。有高血压、心力衰竭的患者，如必须使用布洛芬，应短期低剂量服用，并密切监测血压和心功能。

考点2★★　常见疼痛的表现

按疼痛程度，疼痛可分为轻微疼痛、中度疼痛、重度疼痛。

按疼痛部位，包括头痛、神经痛、牙痛、腹痛、颈肩痛、腰腿痛、关节痛等。

1. 头痛

（1）根据发生病因，将头痛分为三大类：①原发性头痛包括偏头痛、血管紧张型头痛、丛集性头痛等。②继发性头痛。③其他。

（2）头痛所提示的先兆症状：①急性感染性发热，常伴有头痛。②高血压、动脉硬化病者，突然发生剧烈头痛——脑出血。③剧烈头痛＋精神的改变＋外伤病史——内脏出血。④早晨头痛＋由咳嗽和打喷嚏引起头痛——脑肿瘤。⑤头痛＋头晕、呕吐、口角麻木、失语、视力异常——中风、脑血管损伤。

（3）三种特殊类型头痛。①偏头痛：单侧血管舒缩功能障碍，青少年女性好发，呈反复、持续、搏动性头痛，颞部、额部最严重，怕光、怕声、对刺激过敏。②紧张性头痛：精神因素导致头、颈部肌肉连续紧张。③三叉神经痛：一侧面部闪电样、烧灼样、针刺样剧痛；刷牙、洗脸以及吞咽可诱发。

2. 神经痛

（1）三叉神经痛：年龄以 40～50 岁为多，患者出现一侧颜面部骤然发作性闪痛，治疗一般以维生素 B_{12} 肌内注射营养神经或手术切断神经等。

（2）坐骨神经痛：根本方法是治疗引起坐骨神经痛的原发病。

（3）肋间神经痛：可由肋骨骨折、胸椎转移性癌、带状疱疹等引起。

3. 牙痛

（1）病因：大多由牙龈炎、牙髓炎、牙周炎、蛀牙或折裂牙等引起；此外，某些神经系统疾病，如三叉神经痛、周围性面神经炎等；身体的某些慢性疾病，如高血压患者牙髓充血、糖尿病患者牙髓血管发炎坏死等都可引起牙痛。

（2）疼痛性质特点：自发性疼痛，阵发性加剧，呈间歇性发作；疼痛发作时间越来越长，间歇时间越来越短；夜间疼痛比白天重，特别是平卧时更显著；早期冷、热刺激均可引起疼痛加重，晚期冷刺激不但不激发疼痛，反而使疼痛暂时缓解。

4. 腹痛　腹痛在临床上常分为急性与慢性两类。

（1）急性腹痛：病因复杂多样，发病急、变化快和病情重，需迅速准确作出诊断和鉴别诊断。

（2）慢性腹痛：起病缓慢，病程长，疼痛多为间歇性或为急性起病后腹痛迁延不愈，疼痛以钝痛或隐痛居多，也有烧灼痛或绞痛发作。

5. 颈肩痛

（1）病因：颈部疾患，以退行性病变引起的为多见，其次为急性颈部软组织损伤、慢性软组织劳损、颈椎本身病变；肩部疾病，如肩周炎、肩袖断裂等。

（2）疼痛部位：颈椎及软组织病变多位于颈部病变部位；肩周炎等疾病引起的颈肩部疼痛多位于肩关节周围；内脏疾病引发的颈肩部疼痛多有其特点，心脏疾病引发的颈肩部疼痛多位于左侧，消化道疾病引发的多位于右侧。

6. 腰腿痛

（1）腰椎骨质增生者：劳累后、休息后或在早晨起床时，腰腿疼痛严重，而适当的活动可缓解其症状。

（2）腰椎管狭窄者：多表现为间歇性跛行。

（3）腰椎间盘突出者：多为放射性，其常在咳嗽或排便时明显加剧，疼痛常伴有麻木感。

7. 关节痛

（1）表现：关节红、肿、热、痛和活动受阻、功能障碍。

（2）常见病因：风湿性的关节痛，类风湿性的关节痛，外伤所致关节痛，全身性发热、感染或结缔组织病，骨关节炎。

①风湿性的关节痛：累及大关节，不遗留关节畸形，多呈游走性，有的有轻度红肿；如果治疗不及时，常常侵犯心脏，后期发展成风湿性心脏病。

②类风湿性的关节痛：累及小关节，可致关节畸形，以手、腕、踝、趾关节受累最多，发病关节处红、肿、

热、痛，至晚期则造成关节变形、僵直至活动严重障碍。

③骨关节炎：以关节软骨的变性、破坏及骨质增生为特征的慢性关节病。其发生与衰老、肥胖、炎症、创伤、关节过度使用、代谢障碍及遗传等因素有关；好发于膝、髋、手、足、脊柱等负重或活动较多的关节。

考点3★★★　疼痛的药物治疗与就医建议

1. 解热镇痛药

（1）对乙酰氨基酚：成人1日不宜超过4g，老年人2g，不宜超过10日。

（2）布洛芬：一日最大剂量2.4g，儿童一次5～10mg/kg，成人一次200～400mg。

（3）双氯芬酸钠缓释片：对轻度及长期治疗患者，每日服用75mg；对夜间及清晨症状较重的患者，应在傍晚服用75mg。

（4）塞来昔布胶囊：急性疼痛，推荐剂量为第1天首剂400mg，必要时，可再服200mg；本品缓解骨关节炎的症状和体征推荐剂量为200mg，每日一次口服，或100mg，每日2次口服。

（5）双氯芬酸钠二乙胺乳胶剂：用于缓解肌肉、软组织和关节轻至中度疼痛。

2. 氢溴酸山莨菪碱、颠茄浸膏片　由平滑肌痉挛引起的腹痛可用氢溴酸山莨菪碱，还可明显缓解子宫平滑肌痉挛而止痛。氢溴酸山莨菪碱：口服一次5mg，一日2～3次；颠茄浸膏片：一次8mg，一日2～3次。

3. 紧张性头痛　针对病因治疗，去除诱因，如纠正导致头颈部肌肉紧张性收缩的异常姿势。伴随情绪障碍者可适当给予抗抑郁药，长期精神较紧张者，推荐应用地西泮（安定）。

4. 氨基葡萄糖　用于骨关节炎。硫酸氨基葡萄糖胶囊，口服，每次 500mg，每日 3 次，连续用药 6 周，必要时可以 6 周以上；间隔 2 个月可以重复使用。

5. 就医建议　如果出现以下情况之一，建议患者立刻就医。

（1）跌倒或头部外伤后出现头痛或恶心、呕吐。

（2）头痛伴有眩晕、视物模糊或恶心、颈项强直。

（3）服用复方激素避孕药或体内放置长效激素避孕制剂的女性（脑卒中风险升高），出现不明原因头痛。

（4）可疑的药物不良反应，比如硝酸酯类药物引起的头痛、镇静药物导致的眩晕或跌倒。

（5）怀疑骨折。

（6）怀疑骨性关节炎、风湿性或类风湿关节炎。

（7）严重或长期的背痛。

（8）经恰当的药物治疗不能缓解的疼痛。

（9）背痛并放射到腿部（伴有或不伴有针刺、麻木感）。

（10）背部中央或靠上部的疼痛。

考点 4 ★★　用药指导与患者教育

1. 先明确病因，再镇痛；初感疼痛的患者，不要轻易用药，以免掩盖病情，耽误治疗。

2. 为减轻疼痛所带来的不适，在不影响对症治疗的同时，可选用镇痛抗炎药，尤其是非处方药，优先选择镇痛抗炎药。

3. 解热镇痛药用于镇痛一般不超过 5 天，如症状未缓解或加重应去医院诊治。

4. 阿司匹林、对乙酰氨基酚、布洛芬：有效——对慢性钝痛如牙痛、头痛、神经痛、肌肉痛、关节痛等有较好的镇痛效果；无效——对创伤性剧痛和内脏平滑肌痉挛引起的绞痛几乎无效。

5. 应用解痉药：可引起口干、皮肤潮红等不良反应；服用消旋山莨菪碱片 24 小时后，症状未缓解，应立即就医。反流性食管炎、重症溃疡性结肠炎、严重心衰及心律失常患者慎用。

6. 硫酸氨基葡萄糖胶囊：宜在饭时或饭后服用，可减少胃肠道不适，特别是有胃溃疡的患者；同时服用非甾体抗炎药的患者可能需降低本品的服用剂量，或降低非甾体抗炎药的服用剂量。

7. 双氯芬酸钠缓释片：须整片吞服，用液体送下，不可分割或咀嚼，宜与食物同服。

考点 5 ★　痛经

1. 分类及病因　痛经分为原发性和继发性两类。

（1）原发性痛经病因：月经时前列腺素（PG）和白三烯含量增高，引起子宫平滑肌过强收缩、血管挛缩，造成子宫缺血及缺氧而出现痛经。此外，原发性痛经还受神经精神因素影响，疼痛的主观感受也与个体痛阈有关。

（2）继发性痛经病因：盆腔感染、子宫内膜异位症、子宫肌瘤、子宫内膜息肉等引起，妊娠和流产是新发痛经患者须考虑的因素。

2. 临床表现

（1）原发性痛经：青春期多见，常在初潮后 1～2 年内月经规律后发病；前一天或月经开始 24～48 小时内最为严重；常呈痉挛性、阵发性绞痛或坠痛，通常位于下腹部；伴随的迷走神经兴奋症状有头痛、恶心、呕吐、腹泻和头晕；期间也可能出现精神症状，如紧张或忧郁、恐惧感，妇科检查一般无异常。

（2）继发性痛经：比原发性痛经出现晚，通常在初潮后数年方出现，往往合并盆腔炎性疾病、手术操作、使用宫内节育器等情况；疼痛通常在月经前1周发生，一般持续整个月经周期；疼痛往往表现为一种持续的钝痛；伴随其他症状，如尿频、发热、白带异常、月经异常及不孕等。

3. 治疗

（1）一般治疗

1）心理治疗。

2）生活方式干预：足够的休息和睡眠、戒烟、戒酒及低脂素食对缓解疼痛有一定帮助。

3）局部热疗：腹部热敷、温水淋浴。

4）适度运动：运动可以提高内啡肽水平，减轻疼痛。

5）其他治疗：经皮神经电刺激、穴位按压和针灸等。

（2）药物治疗

1）止痛药：非甾体抗炎药是首选，常用药物为布洛芬、萘普生、酮洛芬、双氯芬酸、甲芬那酸等。

2）激素类药：①口服避孕药抑制排卵，从而达到镇痛的目的。②长效避孕药，如醋酸甲羟孕酮注射液、左炔诺孕酮宫内节育系统。③黄体酮制剂。

（3）痛经治疗药物的选择。①如果需要避孕，考虑成本、依从性和不良反应，可以考虑激素类药物。②如果不需要避孕，从成本和方便性的角度来看，非甾体抗炎药是首选。③痛经在青春期女性中很常见，非甾体抗炎药、局部热疗和口服避孕药是首选。④不推荐使用非甾体抗炎药的情况。曾有阿司匹林过敏反应的患者；禁用于有活动性消化道溃疡或出血的患者；哮喘患者应谨慎使用，因这类患者对非甾体抗炎药更敏感，可能会引发哮喘症状恶化；高血压患者需进行监测；关注非甾体抗炎药潜在的药物相互作用，如与选择性 5- 羟色胺再摄取抑制剂（SSRIS）或文拉法辛合用增加出血风险。⑤非甾体抗炎药具有较多的剂型，除了传统片剂和胶囊剂外，糖浆剂、可溶性片剂栓剂、持续释放剂型也常见，应考虑患者具体情况进行推荐。

4. 就医建议　当痛经女性出现以下情况之一时，建议患者及时到医院就诊：①症状显示可能为继发性痛经。②异常阴道分泌物。③异常出血。④伴随发热。⑤严重的月经间期（排卵期）疼痛和出血。⑥疼痛伴月经推迟（需考虑异位妊娠可能性）。⑦原发性痛经在经历两个周期治疗后没有改善。

5. 用药指导与患者教育

（1）对继发性痛经的女性，缓解痛经药只对疼痛症状有缓解作用，而不能解除疼痛的致病原因，也不能防止疾病的发展和预防并发症的发生。应及时到医院就诊，明确疾病诊断。

（2）合理使用止痛药和避孕药。

（3）痛经剧烈者应保证足够休息和睡眠，注意饮食有节、起居正常。

第二节　呼吸系统问题

考点1★★　咳嗽

1. 概述　利——咳嗽是人体一种反射性的防御动作，通过咳嗽动作以排出呼吸道分泌物或异物来保持呼吸道的清洁和通畅。弊——无痰而剧烈的干咳，或有痰而过于频繁的剧咳，不仅增加患者的痛苦，影响休息和睡眠，甚至出现其他并发症。

2. 分类及病因

（1）急性咳嗽：普通感冒是急性咳嗽最常见的病因，其他病因包括急性支气管炎、急性鼻窦炎、过敏性鼻炎、慢性支气管炎急性发作、支气管哮喘等。

（2）亚急性咳嗽：最常见原因是感冒后咳嗽（又称感染后咳嗽）、细菌性鼻窦炎、咳嗽变异型哮喘等。

（3）慢性咳嗽：原因较多，通常可分为两类。

①初查X线胸片有明确病变者，如肺炎、肺结核、肺癌。

②X线胸片无明显异常，不明原因咳嗽。

3. 临床表现

（1）感冒、流感所伴随咳嗽：多为轻咳或干咳，有时可见有少量的薄白痰，伴有背痛、发高热、头痛、咽喉痛。

（2）百日咳：多发生于儿童，为阵发性剧烈痉挛性咳嗽，当痉挛性咳嗽终止时伴有鸡鸣样吸气回声，病程长达 2～3 个月。

（3）支气管哮喘所伴随咳嗽：咳、痰、喘、呼吸困难、哮鸣音。

（4）肺结核：低热或高热、消瘦、胸痛、盗汗、有黄绿色痰液。

（5）肺炎所伴随咳嗽：起病突然，伴随有高热、寒战、胸痛、吐铁锈色痰。

（6）药品不良反应所致的咳嗽：ACEI、胺碘酮、肝素和华法林、氢氯噻嗪、呋喃妥因、对氨基水杨酸钠和部分抗肿瘤药等导致。

4. 药物治疗 常用的外周性镇咳药有苯丙哌林，中枢性镇咳药有右美沙芬、喷托维林。

（1）苯丙哌林：非麻醉性强效镇咳药，起效迅速，镇咳效力为可待因的 2～4 倍。成人，一次 20～40mg，一日 3 次。

（2）右美沙芬：目前临床上使用最广的镇咳药，属于非依赖性中枢镇咳药，镇咳作用与可待因相似，但无镇痛作用，治疗剂量对呼吸中枢无抑制作用，亦无成瘾性。成人，一次 15～30mg。比相同剂量的可待因作用时间长，故能抑制夜间咳嗽。

（3）喷托维林：非依赖性中枢镇咳药，咳嗽较弱者宜选用。

（4）可待因：镇咳作用强大而迅速且有镇痛作用，尤其适用于胸膜炎伴胸痛的咳嗽患者；缺点为具有成瘾性。

（5）祛痰治疗：可提高咳嗽对气道分泌物的清除效率。

5.就医建议　如果属于以下情况之一，应建议患者就医：①咳嗽持续 2 周以上但未见好转。②咳嗽伴高热、全身不适。③体弱或老年人的严重咳嗽。④有基础疾病如慢性阻塞性肺疾病、支气管哮喘、心脏病、糖尿病等。⑤伴有胸痛、呼吸困难、哮鸣的患者。⑥怀疑药物诱发的咳嗽。⑦镇咳药物治疗无效的患者。

6.用药指导与患者教育

（1）临床上，咳嗽原因很多，关键是查清病因，对因治疗。

（2）咳嗽分为干咳或湿咳，对干咳可单用镇咳药；对痰液较多的湿咳则应以祛痰为主，不宜单纯使用镇咳药，应与祛痰剂合用，以利于痰液排出和加强镇咳效果。

（3）对于服用血管紧张素转换酶抑制剂（ACEI）诱发的咳嗽，停药后 1～4 周咳嗽消失或明显减轻。

（4）可待因是国家管制的麻醉药品，反复用药可引起药物依赖性，应按规定控制使用。

（5）注意药物不良反应。如右美沙芬可引起嗜睡，对驾车、高空作业或操作机器者宜慎用。苯丙哌林对口腔黏膜有麻醉作用，产生麻木感觉，服药时需整片吞服，不可嚼碎。青光眼、心功能不全者慎用喷托维林；有报道喷托维林可造成儿童呼吸抑制，故5岁以下儿童不宜应用。

（6）咳嗽患者除用药外还应注意休息，戒烟戒酒，忌食刺激性或辛辣食物。

考点2★★★　普通感冒

1.病因

（1）病原学：大部分由病毒引起；其中鼻病毒常引起"鼻感冒"。

（2）危险因素：季节变化、人群拥挤的环境、久坐的生活方式、年龄、吸烟、营养不良、应激状态、过度疲劳、失眠、免疫力低下等。

2.临床表现

卡他症状→打喷嚏→全身症状→咽部充血→血常规示白细胞计数仍正常或偏低→并发细菌性感染时，则血白细胞计数增多。

3.药物治疗与就医建议

（1）一般治疗：适当休息，发热、病情较重或老年体弱者应卧床休息，戒烟、多饮水、清淡饮食，保持鼻、咽及口腔卫生。

（2）药物治疗

1）治疗成人感冒症状的有效药物

①对乙酰氨基酚和布洛芬等解热镇痛药已被证明能减轻头痛、耳痛和肌肉疼痛。

②减轻鼻充血药（口服或鼻内给药）可以缓解鼻塞。

③抗组胺药与口服减轻鼻充血药和（或）解热镇痛药联合使用虽然对咳嗽的疗效有限，但对感冒症状有一定的缓解作用，在治疗的前 2 天获益最明显。抗组胺药单一疗法对止咳无效。

④在症状出现后 24 小时内开始每天服用至少 75mg 醋酸锌或葡萄糖酸锌含片，可以更快地缓解咳嗽和流涕。

2）治疗儿童感冒症状安全而有效的药物与成人不同。有效的药物包括解热镇痛药、鼻腔盐水冲洗、蜂蜜以及含樟脑、薄荷脑和桉树油的软膏。

①布洛芬和对乙酰氨基酚可减轻发热所致的不适。

②出生后 ≥ 2 月龄、肛温 ≥ 39.0℃（口温 ≥ 38.5℃，腋温 ≥ 38.2℃）或因发热出现不舒适和情绪低落的儿童，推荐口服对乙酰氨基酚。

③ ≥ 6 月龄儿童，推荐使用对乙酰氨基酚或布洛芬。不推荐对乙酰氨基酚联合布洛芬用于儿童退热，也不推荐对乙酰氨基酚与布洛芬交替用于儿童退热。

④阿司匹林及其衍生物不推荐作为退热药在儿童中使用。每天使用 6 次生理盐水冲洗鼻腔的儿童，鼻分泌物增多和鼻塞症状的缓解速度更快。

⑤ 2 岁及 2 岁以上儿童睡前可在胸部和颈部涂抹含樟脑、薄荷脑和桉树油的软膏，可以缓解鼻塞，降低夜间咳嗽的频率和严重程度。

⑥睡前服用蜂蜜也可以减少咳嗽的频率和严重程度。12 个月以下婴儿不应服用蜂蜜，因为有肉毒杆菌中毒的风险。

3）特殊人群用药

①肝、肾功能不全患者：应选择肝、肾毒性小的药物成分，或注意控制用药剂量或酌情减量使用。

②孕产妇：重在预防，但高热会引发畸胎、流产、

胎儿中枢神经发育不全以及先天性心血管疾病等风险，故在物理降温、充足补水并对因治疗的基础上，可慎用对乙酰氨基酚退热治疗。

③心脑血管疾病患者：常用阿司匹林作为二级预防用药，故建议使用对乙酰氨基酚解热、镇痛，不建议使用其他非甾体抗炎病。也不建议使用口服减轻鼻充血药麻黄碱。

（3）就医建议：通过与患者沟通，向患者介绍普通感冒的自然病程，可以使患者对疾病持续时间有合理的期望值，并限制抗菌药物的使用。如果患者出现症状恶化，建议及时就医。

4. 用药指导与患者教育

（1）良好的手卫生是预防儿童和成人急性上呼吸道感染最有效、最实用的方法。

（2）密切接触会传播普通感冒的可能，故要注意相对隔离。感冒流行时应戴口罩，避免出入人多的公共场合；加强锻炼，改善营养状态。

考点3 ★★★ 流行性感冒

1. 病因

（1）病原学：流感病毒属于正黏病毒科，为RNA病毒。根据核蛋白和基质蛋白，分为甲、乙、丙、丁四型。

（2）传染源：流感患者和隐性感染者是流感的主要传染源，从潜伏期末到急性期都有传染性。

（3）传播途径：流感主要通过打喷嚏和咳嗽等飞沫传播，经口腔、鼻腔、眼睛等黏膜直接或间接接触感染。接触被病毒污染的物品也可通过上述途径感染。在特定场所，如人群密集且密闭或通风不良的房间、客车、机舱内，流感病毒也可能通过气溶胶的形式传播，需引起警惕。

（4）重症病例的高危人群：下列人群感染流感病毒后较易发展为重症病例，应高度重视尽早给予抗流感病毒药物治疗。

①年龄＜5岁的儿童（年龄＜2岁更易发生严重并发症）。

②年龄≥65岁的老年人。

③伴有以下疾病或状况者。慢性呼吸系统疾病、心血管系统疾病（高血压除外）、肾病、肝病、血液系统疾病、神经系统及神经肌肉疾病、代谢性及内分泌系统疾病、免疫功能抑制（包括应用免疫抑制剂或HIV感染等获得性免疫缺陷疾病）。

④肥胖者。

⑤妊娠及围产期女性。

2. 临床表现

（1）主要表现以发热、头痛、肌痛和全身不适起病，体温可达39～40℃，常有咽喉痛、干咳，可有鼻塞、流涕、胸骨后不适等，颜面潮红、眼结膜充血；部分以呕吐、腹痛、腹泻为特点，常见于乙型流感病毒感染的儿童。无并发症者病程呈自限性，多于发病3～4天后体温逐渐降至正常，全身症状好转，但咳嗽缓解与体力恢复常需较长时间。

（2）并发症：①肺炎是流感最常见的并发症。②严重者可出现急性呼吸窘迫综合征。③其他并发症有神经系统损伤、心脏损害、肌炎、横纹肌溶解综合征和脓毒性休克等。

（3）重症与危重病例

1）出现以下情况之一为重症病例

①持续高热＞3天，伴有剧烈咳嗽、咳脓痰、血痰，

或胸痛。

②呼吸频率快，呼吸困难，口唇发绀。

③神志改变：反应迟钝、嗜睡、躁动、惊厥等。

④严重呕吐、腹泻，出现脱水表现。

⑤合并肺炎。

⑥原有基础疾病明显加重。

⑦需住院治疗的其他临床情况。

2）出现以下情况之一为危重病例

①呼吸衰竭。

②急性坏死性脑病。

③脓毒性休克。

④多器官功能不全。

⑤出现其他需进行监护治疗的严重临床情况。

3. 药物治疗与就医建议

（1）基本原则

①对临床诊断病例和确诊病例应尽早隔离治疗。

②流感病毒感染高危人群容易引发重症流感，尽早抗病毒治疗可减轻症状、减少并发症、缩短病程、降低病死率。

③避免盲目或不恰当使用抗菌药物，仅在有细菌感染指征时使用。

④儿童忌用阿司匹林或含阿司匹林药物以及其他水杨酸制剂

（2）对症治疗

①高热者可进行物理降温，或应用解热药物。

②咳嗽、咳痰严重者给予止咳、祛痰药物。

③根据缺氧程度采用适当的方式进行氧疗。

（3）抗病毒治疗

1）抗流感病毒治疗时机：重症病例或有重症流感高

危因素的患者，应尽早给予抗流感病毒治疗，不必等待病毒核酸检测结果。

2）抗流感病毒药物

①神经氨酸酶抑制剂：对甲型乙型流感均有效。

②血凝素抑制剂：阿比多尔可用于成人甲型乙型流感的治疗。

③M_2离子通道阻滞剂：金刚烷胺和金刚乙胺仅对甲型流感有效。

4.用药指导与患者教育

（1）流感疫苗是预防流感最有效的手段。

（2）药物预防不能代替疫苗接种。

考点4★★★　急性咽炎和扁桃体炎

1.病因　大部分由病毒感染所致，常见的有腺病毒、流感病毒、副流感病毒、鼻病毒等。

2.临床表现

（1）急性咽炎：临床表现有时会提示不同的病因。呼吸道（鼻病毒或冠状病毒）病毒引起的咽炎通常不严重，常与卡他症状有关；流感病毒引起的可能很严重，出现发热、肌肉疼痛、和咳嗽。

（2）急性扁桃体炎：症状包括发热、扁桃体渗出、咽喉痛和颈前淋巴结肿大等，患者还可感觉到扁桃体肿胀引起的吞咽困难。

3.药物治疗与就医建议

（1）对症治疗：对于咽喉痛的患者可使用非甾体抗炎药，如布洛芬、双氯芬酸钠等。

（2）抗菌治疗：对于出现咽喉痛且急性链球菌感染可能性最大的门诊患者，可以使用抗菌药物治疗。青霉素是首选抗菌药物。

（3）手术治疗：复发性扁桃体炎（1年内5次以上），可考虑进行外科手术，包括扁桃体切除术或扁桃体切开引流。

（4）就医建议：属于以下情况之一应建议患者及时就医。①全身性反应、高热、一般状态较差。②有风湿热病史。③15岁以下。④基础疾病控制不佳的患者（如糖尿病、免疫抑制）。⑤发音障碍超过3周的患者。⑥软腭肿胀或鼻音浓重。⑦已使用1周的抗菌药物，而症状未改善。

4. 用药指导与患者教育

（1）病程通常不超过1周，抗菌药物对于缓解症状获益极少，并且可致药物不良反应，诱导细菌耐

（2）对乙酰氨基酚及其他非甾体抗炎药（如布洛芬、双氯芬酸钠）在成人患者中使用是安全的；儿童患者不建议使用双氯芬酸钠。

（3）饮食及生活方式干预建议：增加液体摄入量；清淡饮食；咳嗽或打喷嚏时使用一次性纸巾遮住口鼻；经常洗手；避免吸烟；环境湿润，保持足够的通风；不要强行发声；避免环境温度突然变化。

考点5★★ 过敏性鼻炎

1. 分类

（1）按变应原种类分类：①季节性过敏性鼻炎。②常年性过敏性鼻炎。

（2）按症状发作时间分类：①间歇性过敏性鼻炎＜4天/周，持续＜4周。②持续性过敏性鼻炎≥4天/周，且持续≥4周。

（3）按疾病严重程度分类：①轻度过敏性鼻炎。②中至重度过敏性鼻炎。

2. 临床表现　阵发性喷嚏、流清水样鼻涕、鼻痒和鼻塞，可伴有眼部症状，包括眼痒、流泪、眼红和灼热感等。

3. 药物治疗与就医建议

（1）药物治疗

1）糖皮质激素：①鼻用糖皮质激素是一线治疗药物。②口服糖皮质激素是二线治疗药物。

2）抗组胺药分为口服和鼻用。

3）白三烯受体拮抗剂是一线治疗药物，如孟鲁司特片。

4）肥大细胞膜稳定剂是二线治疗药物，如色甘酸钠和曲尼司特。

5）鼻用减充血剂常用 0.05% 羟甲唑啉和 0.05% 赛洛唑啉鼻喷剂。

6）鼻腔盐水冲洗通常用于鼻腔和鼻窦炎性疾病的辅助治疗。

（2）就医建议：以下情况，建议患者就医。①诊断不明。②气喘、呼吸困难或胸部压迫感。③耳朵或鼻窦疼痛。④眼部有脓性分泌物。⑤经恰当的非处方药物治疗后未见好转。

4. 用药指导与患者教育

（1）鼻用糖皮质激素的安全性和耐受性良好，其局部不良反应主要有鼻腔干燥、刺激感、鼻出血、咽炎和咳嗽等，症状多为轻度。

（2）口服抗组胺药罕见发生心脏毒性作用，但应引起重视，临床表现为 Q-T 间歇延长、尖端扭转型室性心动过速等严重心律失常。

（3）鼻用抗组胺药安全性好，口苦为其主要不良反应。

（4）白三烯受体阻断剂的安全性和耐受性良好。

（5）鼻用减充血剂的常见不良反应有鼻腔干燥、烧灼感和针刺感等。

第三节　消化系统问题

考点1★★　口腔溃疡

1. 病因　口腔溃疡又称复发性口疮，是慢性的口腔黏膜小溃疡，深浅不等，为圆形或椭圆形损害，可反复和周期性复发。与胃肠功能紊乱、体内缺乏锌铁、微循环障碍、免疫功能低下、维生素缺乏、精神紧张、睡眠不足、肠道寄生虫病、局部创伤等有关。

2. 临床表现　疼痛呈烧灼样痛，于进餐时加重，影响进食、说话。

3. 药物治疗与就医建议

（1）药物治疗

①甲硝唑含漱剂、氯己定含漱剂（极少用）：于早晚刷牙后含漱。

②西地碘含片与溶菌酶含片：杀菌力强，对细菌繁殖体、芽孢和真菌也有较强的杀菌作用。

③甲硝唑口腔粘贴片与地塞米松粘贴片：具有很强的抗炎作用，作用直接、持久，可促进溃疡愈合。

④冰硼咽喉散、西瓜霜粉、珠黄吹喉散。

⑤复方甘菊利多卡因凝胶：镇痛。

⑥口服复合维生素 B 和维生素 C。

（2）就医建议：属于以下情况，建议患者就医。①超过 3 周未痊愈。②伴有腹泻。③伴有其他部位黏膜溃疡，如外阴炎或虹膜炎。④伴有不明原因的体重下降。⑤怀疑药物引起的口腔溃疡。⑥怀疑口腔癌症。

4. 用药指导与患者教育

（1）口腔溃疡治疗首先要祛除诱发因素。

（2）某些药物如阿司匹林和其他非甾体抗炎药、细胞毒性药物、尼可地尔、β 受体阻滞剂可引起口腔溃疡，放疗也可引起。

（3）氯己定含漱剂有刺激性，可使牙齿着色、接触性皮炎；与牙膏中阴离子表面活性剂配伍禁忌，含漱后30 分钟方可刷牙。

（4）西地碘有轻度刺激感，口含后偶见口干、胃部不适、头晕和耳鸣，对碘过敏者禁用。

（5）使用甲硝唑口腔贴片期间，不得饮酒或含有酒精的饮料。

（6）甲硝唑含漱剂和地塞米松粘贴片长期应用可引起继发性真菌感染；地塞米松粘贴片长期应用可导致局部组织萎缩。

（7）使用中药散剂，注意喷药时不要吸气。

考点2★★　消化不良

1. 病因　消化不良是一组慢性或复发性上腹疼痛或不适。根据病因分为器质性消化不良、功能性消化不良（FD）。FD 发病与胃动力紊乱和内脏敏感性增高、心理、环境及社会因素有关，幽门螺杆菌（Hp）感染可能只是少部分 FD 发病原因。

2. 临床表现　FD 根据症状分为 2 型：上腹痛综合征；餐后不适综合征。

3. 药物治疗与就医建议

（1）药物治疗

1）根据 FD 分型用药

①上腹痛综合征：口服抑酸药和胃黏膜保护药。

②餐后不适综合征：根据病因选用促动力药。

2）常用药物

①增进食欲用药：维生素B族。

②胃动力药：多潘立酮。

③消化酶抑制剂：胰腺、胃肠、肝胆疾病引起的消化酶不足者——胰酶片、多酶片。

④消胀气药：二甲硅油制剂。

⑤抑酸药：H_2受体阻断剂，雷尼替丁和法莫替丁；质子泵抑制剂，奥美拉唑、埃索美拉唑和兰索拉唑等。

（2）就医建议：①中年以上，未做过相关辅助检查者，需排除器质性疾病。②伴有焦虑、抑郁、消瘦等症状者。③经恰当的非处方药物治疗后未见好转。

4. 用药指导与患者教育

（1）做好患者教育，去除诱因。

（2）助消化药中多为酶或活菌制剂，宜应用新鲜制品，并置于冷暗处贮存，超过有效期后不得再用。活菌制剂不与抗菌药同服，必须合用时应间隔2～3小时。

（3）干酵母和乳酶生的不良反应较少，但不可过量服用；胰酶在酸性条件下易被破坏，故须用肠溶衣片，口服时不可嚼碎，应整片吞下。

（4）多潘立酮在胃肠出血、机械性肠梗阻、胃肠穿孔、分泌催乳素的垂体瘤患者禁用。

（5）抗抑郁药对于伴有抑郁、焦虑症状明显者可选用，该类药物宜从小剂量开始，然后给予维持剂量。

考点3 ★★★　便秘

1. 病因

（1）功能性便秘：①不良的饮食习惯。②饮水不足及肠蠕动过缓。③缺乏锻炼使体内的肠蠕动不够。④排入直肠粪便重量的压力形成不了排便反射。⑤结肠运动功能紊乱。⑥长期滥用泻药。⑦生活不规律和不规则的排便习惯。

（2）器质性便秘：①直肠与肛门病变。②局部病变导致排便无力。③结肠完全或不完全梗阻。④腹腔或盆腔内肿瘤压迫。⑤全身性疾病导致肠肌松弛。⑥药物不良反应。

2. 临床表现 有些患者可同时出现下腹部膨胀感、腹痛、恶心、食欲减退、口臭、口苦、全身无力、头晕、头痛等感觉，有时在小腹左侧可摸到包块及发生痉挛的肠管。

3. 药物治疗与就医建议

（1）药物治疗

1）常用缓泻药：①容积性泻药，如欧车前、膳食纤维。②渗透性泻药，如不被吸收的糖类（乳果糖）、盐类和聚乙二醇等。③刺激性泻药，如比沙可啶、酚酞、含蒽醌类药物、蓖麻油等。④润滑性泻药，如多库酯、液状石蜡、植物油等。⑤促动力药，如莫沙必利、伊托必利、曲美布汀等。

2）常用灌肠药物：甘油灌肠剂、温水灌肠、开塞露、甘油栓等能够润滑并刺激肠壁，软化粪便而使其易于排出，此类药作用温和。

3）微生态制剂：用于痉挛性和功能性便秘者。

（2）就医建议：如果属于以下情况之一，应建议患者就医。①近期出现排便异常，需明确诊断。②长期便秘，但近期发生变化或出现新的伴随症状。③排便困难伴随恶心、呕吐。④缓泻药连续使用不宜超过7天，若便秘未缓解应及时就医。⑤儿童如大便延迟，3天以上可能造成排干便时疼痛，并致肛裂、肛周痉挛，应在经验丰富的儿科医生指导下使用缓泻药，以建立规律的排便习惯。⑥中年以上，未做过相关辅助检查（如结肠镜、盆腔B超、粪便隐血及血生化检查等）者，需要除外器质性疾病。

4. 用药指导与患者教育

（1）调整生活方式：首先调节饮食，多摄入麦片、粗粮、果蔬等富含膳食纤维食物。每日饮水 6～8 次，每次约 200mL，养成定时排便习惯，多活动，避免过量饮酒和咖啡。

（2）急腹症、诊断不明的腹痛患者禁用泻药；老年衰弱患者、妊娠期或月经期妇女不能用强效泻药。

（3）服用阿片类药物治疗的同时必须制定通便计划。

（4）比沙可啶有较强刺激性，应避免吸入或与眼睛、皮肤黏膜接触。

（5）连续使用硫酸镁可引起便秘，甚至出现麻痹性肠梗阻，停药后可好转。

（6）乳果糖可导致结肠 pH 下降，可能引起结肠 pH 依赖性药物（如 5- 氨基水杨酸）的失活。糖尿病患者慎用，对有乳酸血症患者禁用乳果糖。

（7）粪嵌塞处理：发生粪嵌塞的儿童可服用聚乙二醇 4000 以软化、清除粪便。

（8）长期用药：①长期服用番泻叶、芦荟、大黄等含蒽醌类泻药——会发生结肠黑变病。②长期服用刺激性泻剂：可能引起泻剂性肠病，产生泻剂依赖。

考点 4 ★★★　腹泻

1. 病因　急性腹泻见于肠道感染、食物中毒、急性出血性坏死性肠炎、急性局限性肠炎、肠性紫癜等；慢性腹泻见于消化道疾病及全身性疾病。

2. 临床表现　腹泻后腹痛缓解为结肠性腹泻；腹泻后腹痛不缓解为小肠性腹泻。按照粪便性状分为：粪便呈稀薄水样且量多——分泌性腹泻；脓血便或黏液便——

感染性腹泻、炎症性肠病；暗红色果酱样便——阿米巴痢疾；血水或洗肉水样便——嗜盐菌性食物中毒和急性坏死性肠炎；黄水样便——沙门菌属或金黄色葡萄球菌性食物中毒；米泔水样便——霍乱或副霍乱；脂肪泻和白陶土色便——胆道阻塞；黄绿色混有奶瓣便——儿童消化不良；水便伴有粪便颗粒，下泻急促，腹部有肠鸣音、腹痛剧烈——激惹性腹泻。

3. 药物治疗与就医建议

（1）药物治疗

1）补液治疗：口服补液盐Ⅲ。

2）肠黏膜保护剂和吸附剂：双八面体蒙脱石散。

3）益生菌（微生态制剂）：双歧杆菌三联活菌制剂、地衣芽孢杆菌活菌制剂、复方乳酸菌胶囊等。

4）肠道动力抑制剂：洛哌丁胺。

5）抗感染治疗：喹诺酮类药物诺氟沙星、左氧氟沙星为首选，复方磺胺甲噁唑为次选。

6）消化不良性腹泻的治疗：胰酶替代疗法。

（2）就医建议：如果属于以下情况之一，应建议患者就医。①1岁以下婴儿腹泻超过1天；1～3岁幼儿和65岁以上老年人腹泻超过2天；3岁以上儿童和成人腹泻超过3天。②使用抗生素治疗后发生的腹泻。③伴有严重的恶心、呕吐。④怀疑食物中毒或有近期国外旅行史。⑤怀疑药物引发的腹泻，如秋水仙碱、镁盐、细胞毒性药物甲氨蝶呤或其他化疗药、地高辛、呋塞米、铁剂、H_2受体阻断剂、质子泵抑制剂、非甾体抗炎药、选择性5-羟色胺再摄取抑制剂等。⑥排便习惯改变。⑦黏液便或脓血便。⑧妊娠期女性。

4. 用药指导与患者教育

（1）腹泻由多种病因引起，所以在应用止泻药治疗的同时，实施对因治疗不可忽视，比如抗生素相关性腹泻、肠易激综合征、炎症性肠病等引起的腹泻。

（2）腹泻是我国的常见病之一，也是 5 岁以下儿童的主要死亡原因之一。

（3）母乳喂养患儿继续喂养，因母乳不会加重腹泻。

（4）腹泻患者应多喝不含乳制品的液体；如果腹泻严重，应尽早开始服用 ORS。

（5）注意卫生，避免传染。

（6）有心血管基础疾病的患者需特别注意补充钾盐。

考点 5 ★★　肠道寄生虫病

1. 蛔虫病临床表现

（1）呼吸道症状：咳嗽、胸闷、喉痒、干咳、哮喘或荨麻疹，偶可伴有发热、痰中带血或过敏性皮炎。

（2）腹痛：脐周围或上腹痛，呈间歇反复发作。

（3）精神症状：儿童常有精神不安、哭闹、失眠、头痛、夜间磨牙、梦惊；严重者会导致发育障碍和智力迟钝。

2. 药物治疗与就医建议

（1）药物治疗

1）阿苯达唑、甲苯达唑（杀虫）：成人治疗蛔虫感染，以单剂量 0.4g 顿服；2 ～ 12 岁儿童用量减半；12 岁以上儿童用量同成人；2 岁以下儿童和孕妇忌用。

2）哌嗪、噻嘧啶（驱虫）：麻痹肌肉，催虫排出，噻嘧啶更优、更快。

3）枸橼酸哌嗪：成人一次 3 ～ 3.5g；睡前顿服，连服 2 日，一般不必同服缓泻药；儿童酌减。

4）伊维菌素（杀虫）：麻痹虫体神经系统致死。

5）复方制剂。

（2）就医建议：如有以下情况之一，建议患者就医。

①两岁以下婴幼儿。②既往药物治疗失败。③妊娠期或哺乳期。④严重腹痛。

3. 用药指导与患者教育

（1）空腹或睡前给药，可增加药物与虫体的直接解触，增强疗效。

（2）坚持用药，在第一次疗程后应注意观察大便有无虫体；如未根治，则需进行第 2 个疗程的治疗；但两次疗程间应至少间隔 1～2 周时间。

（3）重症患者服用抗蛲虫药后可引起蛔虫游走，造成腹痛或口吐蛔虫，甚至引起窒息，此时应加用噻嘧啶、左旋咪唑等驱虫药以避免发生，或向医师咨询。

（4）2 岁以下儿童禁用，对肝肾功能不全者要慎用。

（5）预防至关重要，养成良好卫生习惯。

考点 6★★　痔疮

1. 病因　便秘、长期饮酒、进食大量刺激性食物、久坐是主要诱因，妊娠期、分娩过程也易诱发或加重。

2. 临床表现

（1）主要表现：便血。便血的性质可为无痛、间歇性、便后鲜血，便时滴血或手纸上带血，便秘、饮酒或进食刺激性食物后加重。

（2）单纯性内痔无疼痛，仅坠胀感，可出血，发展至脱垂，合并血栓形成、嵌顿、感染时才出现疼痛。

（3）内痔分为 4 度

①Ⅰ度：排便出血，便后出血自行停止，痔不脱出肛门。

②Ⅱ度：常有便血；排便时脱出肛门，排便后自动还纳。

③Ⅲ度：痔脱出后需手辅助还纳。

④Ⅳ度：痔长期在肛门外，不能还纳。

Ⅱ度以上的内痔多形成混合痔，内痔和外痔症状同时存在，出现疼痛不适、瘙痒。

（4）外痔：平时无特殊症状，发生血栓及炎症时可有肿胀、疼痛。

3. 药物治疗与就医建议

（1）药物治疗

1）外用药。膏、栓：肛泰膏（栓）、复方片仔癀软膏、九华膏、太宁（复方角菜酸酯）膏（栓）、云南白药痔疮膏、普济痔疮栓、麝香痔疮栓、化痔栓。液：复方黄柏液，用于疮疡溃后，伤口感染。散：金玄痔科熏洗散。

2）内服药。痔康片；黄酮类药物如地奥司明。香豆素类药物如草木樨流浸液片。以七叶苷为有效成分的迈之灵与化痔灵片。

3）局部注射。机制为硬化剂或萎缩剂在痔组织中产生无菌性炎症，消除出血和脱出等症状；药物：5% ～ 10% 苯酚甘油 – 水溶液、5% 苯酚 – 植物油溶液、5% 奎宁尿素 – 水溶液、5% ～ 12% 明矾 – 水溶液等。

（2）就医建议：如有以下情况之一，建议患者就医。①症状持续 3 周以上。②大便带血。③重度疼痛。④排便习惯改变。⑤怀疑药物引起的便秘。⑥伴有腹痛、恶心。⑦乏力、发热或体重减轻。

4. 用药指导与患者教育

（1）加强体育锻炼，养成定时排便的习惯，最好能养成每天早晨定时排便的习惯。

（2）注意孕产期保健。

（3）卫生保健：保持肛门周围清洁，避免久坐久立，常做提肛运动，及时合理用药。

（4）饮食禁忌：忌食辛辣；忌饮酒；忌暴饮暴食。

（5）痔疮的治疗手段：以非手术治疗为主，无症状的痔不需治疗；有症状的痔无须根治；若保守治疗无效，痔脱出严重，较大纤维化内痔，注射等治疗不佳，合并肛裂、肛瘘等方可考虑手术。

第四节　眼睛问题

考点1★　视疲劳

1. 病因

（1）眼部因素：调节功能异常、双眼视功能异常、屈光不正未矫正或未给予准确矫正、老视未经合理矫正、干眼症、眼科手术后。

（2）环境因素：光线与色觉刺激，照明不足致对比度下降、照明过强致眩光和光辐射。

（3）精神、心理和全身因素：精神压力大、神经衰弱或有神经管能症的人更易出现视疲劳。

2. 临床表现

（1）眼部症状：泪液减少，眼球干涩、发胀及异物感，眶周疼痛或酸胀感；眼睑沉重、痉挛，无法持久阅读。

（2）视觉障碍：近距离用眼时出现视力模糊，伴有复视，远视力尚正常或接近正常。

（3）全身症状：易出现头痛或偏头痛，眩晕，乏力，注意力难以集中，记忆力减退；部分患者可出现恶心、呕吐等胃肠道不适症状；也会出现焦虑、烦躁等情绪障碍。

3. 治疗与就医建议

（1）治疗

1）药物治疗

①七叶洋地黄双苷滴眼液：改善睫状肌功能和增加

睫状肌血流量改善眼的调节功能，减轻眼部不适。

②人工泪液：改善眼部干燥症状。

③抗胆碱能滴眼液：如山莨菪碱滴眼液，减轻眼部平滑肌及血管痉挛，改善局部微循环。

2）非药物治疗：采取雾视法、远眺法、眼保健操并配合眼周穴位按摩等物理疗法，放松眼部肌肉，改善眼周循环，消除眼肌疲劳，改善视力。

（2）就医建议：恰当对因治疗和对症治疗后，症状仍然没有缓解，建议患者就医。

4. 用药指导与患者教育

（1）工作光线适宜：阅读时坐姿端正，避免长时间近距离接触视频终端设备。

（2）某些疾病如类风湿关节炎、糖尿病、甲状腺疾病容易引起干眼症，应积极治疗原发疾病。

（3）某些药物如抗组胺药、β受体阻断剂、化疗药、利尿剂、激素替代治疗药物可能会减少泪液生成而引起干眼症。

考点2★★　干眼症

1. 病因　泪腺破坏或功能障碍导致的泪液生成减少和泪液蒸发丢失增加。相关危险因素包括：高龄、女性、激素改变。全身性疾病、佩戴角膜接触镜、缺乏营养、角膜感知觉减退。

2. 临床表现　慢性眼部刺激症状，伴有轻至中度不适。眼干、眼红、刺激感、烧灼感、异物感、多泪、畏光、视物模糊。

3. 治疗与就医建议

（1）治疗

①非药物治疗：停用促使干眼的不必要用药；使用

加湿器；频繁瞬目。

②药物治疗：人工泪液，一线治疗药物；局部用药、口服药物。

（2）就医建议：以下情况，应考虑转诊至眼科。①眼部感染高危风险者。②补充泪液或环境调整未缓解者。③存在剧烈眼痛或伴视力丧失。

4. 用药指导与患者教育

（1）许多人都有干眼症状，其中包括大约1/3的老年人。

（2）注意一些药物可引起或加重干眼症状。

（3）如果眼睛持续数日存在发红、刺激感或疼痛，或者应用人工泪液3～4周后症状未见好转，应当去医院眼科就诊。

（4）人工泪液是干眼症的主要治疗手段，有助于缓解干眼症的症状，但并不能治愈该病，有时需要长期用药。

（5）注意环境管理，尽可能避免过度的空气调节和空气加热，避免坐在正对着冷气流或热气流的地方。

（6）在阅读或使用电脑时尝试经常眨眼，外出时使用护目镜，有助于保持眼部湿润。

考点3★★　沙眼

1. 临床表现　一般双眼发病；急性期症状眼内有摩擦感或有异物感，难于忍受，有时发痒、迎风流泪、畏惧强光、不时在眼边积存少量的分泌物。慢性期无明显不适，仅眼痒、异物感、干燥和烧灼感。翻开眼皮可发现眼睑结膜呈弥漫性充血，血管模糊不清，结膜上现乳头或滤泡。

2. 药物治疗

（1）滴眼剂：硫酸锌滴眼剂，磺胺醋酰钠滴眼液，酞丁安滴眼剂。

（2）眼膏：红霉素眼膏，金霉素眼膏。

（3）对较重或治疗较晚的沙眼结膜肥厚显著者：2%硝酸银、硫酸铜棒擦拭睑结膜和穹隆结膜，擦后用0.9%氯化钠溶液冲洗，一日1次。乳头较多的沙眼，可用海螵蛸摩擦法；滤泡较多的沙眼，可做滤泡刮除术。

3. 用药指导与患者教育

（1）发生沙眼时，应根据炎症的性质和发展阶段及时选择适当的局部或口服抗菌药物；并注意卫生，个人用的毛巾、浴巾、手绢和脸盆应与他人分开，以免传染。

（2）滴眼液或眼膏使用5天后症状未见缓解，应及时就医。

（3）沙眼及眼部有感染者切勿配戴隐形眼镜，否则会导致严重后果。

（4）滴眼液或眼膏开瓶后保质期一般为28～30天，教导患者应在药瓶上标识开瓶日期和失效日期。切勿使用过期的药品。

考点4 ★★★　急性结膜炎

1. 临床表现与分型

（1）急性卡他性结膜炎：又称细菌性结膜炎，病原体有肺炎双球菌、流感杆菌、葡萄球菌。

（2）流行性结膜炎：为急性滤泡性结膜炎并发浅点角膜炎，传染性强，发病急剧。

（3）流行性出血性结膜炎：腺病毒70型，暴发流行，表现除与流行性结膜炎类似外，同时有结膜下出血。

（4）过敏性结膜炎（过敏）：较轻，结膜可充血和水肿，瘙痒且伴有流泪，一般无分泌物或少有黏液性分泌物。

（5）春季卡他性结膜炎（春季过敏）：季节性强，多发生于春夏季节，可反复发作，治疗以抗过敏为主。

2. 药物治疗与就医建议

（1）药物治疗

1）急性卡他性结膜炎：四环素、金霉素、红霉素、利福平、杆菌肽眼膏、酞丁安、磺胺醋酰钠滴眼剂。由细菌导致的慢性结膜炎：诺氟沙星、左氧氟沙星滴眼液、四环素眼膏。

2）流行性结膜炎：局部抗病毒药，酞丁安、阿昔洛韦滴眼液、0.1% 碘苷滴眼液。

3）流行性出血性结膜炎：0.1% 羟苄唑、0.1% 利巴韦林滴眼液。

4）过敏性结膜炎：醋酸可的松、醋酸氢化可的松、色甘酸钠滴眼剂或眼膏、1% 泼尼松滴眼液。

5）铜绿假单胞菌性结膜炎：妥布霉素滴眼液 / 眼膏。

6）春季卡他性结膜炎：色甘酸钠滴眼剂。

（2）就医建议：以下情况，建议患者就医：①症状持续 1 周以上。②眼部出现严重疼痛。③畏光。④视力改变。

3. 用药指导与患者教育

（1）过敏性结膜炎患者避免或减少接触过敏原。

（2）应用抗菌药物制剂中加糖皮质激素：优点——抗菌、抗炎、加速治愈过程；缺点——有诱发真菌或病毒感染、延缓创伤愈合、升高眼压和导致晶状体混浊等风险。

（3）热敷与冷敷：早期结膜炎可用热敷方法，以热毛巾或茶壶的热气熏蒸；过敏性结膜炎宜用冷毛巾湿敷。

（4）眼部卫生：不与他人共用毛巾、浴巾、脸盆、枕巾，症状消失至少 24 小时后，才可佩戴隐形眼镜。

第五节　皮肤问题

考点1★★　痤疮

1. 病因　痤疮的发生与皮脂生成增加、毛囊皮脂腺导管的角化异常、细菌繁殖、免疫介导的炎症反应有关。

多种内源性和外源性因素影响寻常型痤疮发展。

2. 临床表现

（1）非炎症性：闭合性粉刺（白头）或开放性粉刺（黑头）。

（2）炎症性：红斑、脓疱、丘疹、结节和囊肿。痤疮按严重程度可分为Ⅰ～Ⅳ级。Ⅰ级主要是粉刺。Ⅱ级出现粉刺加丘疹。Ⅲ级出现脓疱。Ⅳ级出现结节、囊肿。

3. 药物治疗与就医建议

（1）药物治疗

1）外用药

①外用维A酸类药物：轻度痤疮的单独一线用药，中度痤疮的联合用药以及痤疮维持治疗的首选。

②外用抗菌药物：过氧化苯甲酰为炎症性痤疮首选；抗生素，如四环素、红霉素、林可霉素及其衍生物；其他药物，如二硫化硒、硫黄和水杨酸等。

2）系统药物治疗

①抗菌药首选四环素类药物，如多西环素、米诺环素等。

②口服维A酸类药物，如异维A酸和维胺酯。

③抗雄激素药物，如雌激素、孕激素和螺内酯等。

④糖皮质激素，如泼尼松，适用于暴发性痤疮和较重炎症反应的重度痤疮。

（2）就医建议：以下情况之一，应建议患者就医。①重度痤疮。②常用的抗痤疮药物治疗无效。③怀疑药物引起的痤疮，如锂剂、苯妥英钠、孕酮（如左炔诺孕酮、炔诺酮）。④患者焦虑沮丧、抑郁，精神压力大。

4.用药指导与患者教育

（1）痤疮是一种好发于面部的损容性皮肤疾病，在规范治疗的同时，需将健康教育、科学护肤及定期随访贯穿于痤疮治疗始终，以达到治疗、美观、预防于一体的防治目的。

（2）外用维A酸：可增加光敏性，避免阳光直射。

（3）抗生素的使用：为减少痤疮丙酸杆菌的耐药性，应尽可能使用非抗生素类抗菌药物，如应用某种抗生素有效，可重复使用数疗程，疗程的间歇期配合使用过氧化苯甲酰或壬二酸外用制剂；外用抗生素的疗程为4～8周。

（4）异维A酸：可导致皮肤黏膜干燥；有强大的致畸作用，用药前应排除妊娠，女性必须在治疗期间、治疗后做好避孕；治疗期间或治疗后1个月内避免献血；治疗后1个月以及之后每3个月检查肝功能和血脂；如果在治疗发生精神紊乱等表现，应停药。

（5）口服避孕药注意防晒，减少黄褐斑发生。

考点2 ★　荨麻疹

1.概述　荨麻疹俗称"风团""风疙瘩"，是一种过敏性皮肤病，常表现在皮肤或黏膜上，以一种局限性、暂时性或瘙痒性的潮红斑和风团为特征的皮肤病。

2.病因　主要为过敏原刺激；另外物理刺激、体内病灶、胃肠功能障碍、内分泌失调、精神紧张等均可引起。过敏原主要有异种血清、动物蛋白、细菌、病毒、寄生虫、毛皮、羽毛、空气中的植物花粉及尘螨以及油漆、染料、塑料、化学纤维和用药等。

3.临床表现和分型　临床表现为风团疹和血管水肿，伴有瘙痒。依据荨麻疹变态（过敏）反应机制分型。

（1）Ⅰ型变态反应：速发型，最常见。

（2）Ⅱ型变态反应：细胞毒性。

（3）Ⅲ型变态反应：免疫复合物型。

4.药物治疗与就医建议

（1）药物治疗

1）急性荨麻疹口服第2代抗组胺药：如西替利嗪、氯雷他定、依巴斯汀或地氯雷他定，不能控制者酌情口服泼尼松等肾上腺糖皮质激素。

2）慢性荨麻疹

①一线治疗：首选第2代抗组胺药，有效后逐渐较少剂量。

②二线治疗：常规剂量使用1～2周后不能有效控制症状时，更换抗组胺药品种。

③三线治疗：上述无效，可考虑雷公藤多苷片和奥马珠单抗。

3）妊娠期和哺乳期妇女及儿童应慎用抗过敏药。

（2）就医建议：如果属于以下情况之一，应建议患者立刻就医。①1岁以下婴儿。②出现眼睛、口唇等黏膜部位水肿。③出现胸闷、呼吸困难。④应用抗过敏药物3天后仍不见疗效。

5.用药指导与患者教育

（1）患者教育：应告知荨麻疹患者（尤其是慢性荨麻疹患者），本病病因不明，病情反复发作，病程迁延，除极少数并发呼吸道或其他系统症状，绝大多数呈良性经过；该病具有自限性，治疗的目的是控制症状、提高患者生活质量。

（2）对于合并肝、肾功能异常的荨麻疹患者，根据肝、肾功能受损的严重程度合理调整抗组胺药物的种类和剂量。

（3）鉴于抗过敏药可透过血-脑屏障，对中枢神经系统组胺受体产生抑制作用，引起镇静、困倦、嗜睡反应，多数人都能在数日内耐受。但对驾车、高空作业、精密机械操作者，在工作前不得服用或在服用间隔6小时以上再从事上述活动。

（4）多数抗过敏药具有轻重不同的抗胆碱作用，尤其是第一代抗组胺药，表现为口干、视物模糊、便秘，对闭角型青光眼者可引起眼压增高，对患有良性前列腺增生症的老年男性可能引起尿潴留，给药时应予注意。

（5）H_1受体阻断剂可抑制皮肤对组胺的反应；对拟进行变应原皮试者，应在停止使用48～72小时后进行。

考点2 ★　湿疹

1. 病因　湿疹是由多种内、外因素引起的一种具有明显渗出倾向的皮肤炎症性表现。机体内因包括免疫功能异常、系统性疾病以及遗传性或获得性皮肤屏障功能障碍；外因如环境或食品中的过敏原、刺激原、微生物以及环境温度或湿度变化、日晒等均可以引起或加重湿疹。

2. 临床表现

（1）急性湿疹：为红斑基础上针头至粟粒大小的丘疹、丘疱疹或小水疱。

（2）亚急性湿疹：减轻或适当处理后经较长时间发展而成。

（3）慢性湿疹：因急性、亚急性湿疹反复发作不愈而转为慢性湿疹。

3. 药物治疗与就医建议

（1）药物治疗

1）局部治疗：急性湿疹可用局部生理盐水、3% 硼酸或（1∶2000）～（1∶10000）高锰酸钾溶液冲洗、湿敷，炉甘石洗剂收敛、保护；亚急性及慢性湿疹据皮损情况选用合适强度的糖皮质激素。

2）系统治疗

①常用抗组胺药。②继发感染者配合使用有效的抗生素。③维生素 C、葡萄糖酸钙。④糖皮质激素。⑤免疫抑制剂。

（2）就医建议：如果属于以下情况之一，应建议患者就医。①有感染征象，如糜烂、渗出。②严重的湿疹如皮肤开裂、流血。③不明诱因的湿疹（除非之前已确诊为湿疹）。④外用糖皮质激素连续使用 1 周不见好转。

4. 用药指导与患者教育

（1）避免自身可能的诱发因素，包括各种外界刺激；少接触化学成分用品；避免可能致敏和刺激性食物等。

（2）避免对药物及化学物质产生继发过敏。

（3）在专业医师或药师指导下用药，切忌乱用药。

考点 3 ★　手足真菌感染

1. 病因　手、足癣的致病菌为皮肤癣菌。诱发手、足癣的因素很多，但下列人群极易发生浅表性真菌感染。

（1）多汗者足跖部常易出汗，由于汗液蒸发不畅，皮肤表皮呈现白色浸渍状，尤以趾间最明显，严重多汗者可起水疱或角化过度，易继发真菌感染而致足癣。

（2）妊娠期妇女受激素水平影响，皮肤抵抗真菌的能力降低。

（3）肥胖者指（趾）间间隙变窄，十分潮湿，易诱发间擦型足癣。

（4）足部皮肤损伤，破坏了皮肤的防御屏障，真菌易于侵入。

（5）糖尿病患者糖代谢紊乱，抵抗力下降，易诱发间擦型足癣。

（6）长期服用抗生素、肾上腺糖皮质激素、免疫抑制剂，使正常的菌群失去平衡，细菌被杀死而真菌大量繁殖，易诱发足癣。

2. 临床表现与分型

（1）水疱型：小水泡成群或散在分布，常伴瘙痒。

（2）间擦糜烂型：第4～5和第3～4趾间最为常见，皮损表现为趾间糜烂、浸渍发白，除去上皮可见红色糜烂面，有少许渗液。

（3）鳞屑角化型：皮损多累及掌跖，呈弥漫性皮肤粗糙、增厚、脱屑、干燥。自觉症状轻微，冬季易发生皲裂、出血、疼痛。

3. 药物治疗与就医建议

（1）药物治疗

1）外用药物治疗：外用药物可根据皮损类型选择不同的剂型，水疱型可选无刺激性的溶液或乳膏剂型；间擦糜烂型可先用温和的糊剂或粉剂使局部收敛、干燥后，再用乳膏等其他剂型；鳞屑角化型可选乳膏、软膏等剂型。

①咪唑类抗真菌药物：克霉唑、益康唑、咪康唑、酮康唑、联苯苄唑、异康唑、舍他康唑、奥昔康唑及卢立康唑等。每日1～2次外用，一般疗程需要4周。

②丙烯胺类抗真菌药物：萘替芬、特比萘芬和布替萘芬。每日1～2次外用，一般疗程2～4周即可获得良好的疗效。

③其他抗真菌药物：阿莫罗芬、环吡酮胺、利拉萘

酯等。

④角质剥脱（松解）剂：水杨酸等，可联合抗真菌药物，主要用于鳞屑角化型手、足癣患者。

2）系统治疗：优点为疗程短、用药方便、不遗漏病灶、患者依从性高、复发率低。系统抗真菌药包括伊曲康唑和特比萘芬。

3）联合治疗：抗真菌联合治疗在临床上日益受到重视，对于单独外用药物治疗疗效不佳的鳞屑角化型手、足癣及皮损泛发的患者，可考虑给予口服加外用抗真菌药物联合治疗。

（2）就医建议：如果属于以下情况之一、应建议患者就医。①体表多部位真菌感染。②怀疑细菌感染。③经恰当的药物治疗后无改善。④糖尿病患者。⑤甲癣患者。

4. 用药指导与患者教育

（1）手、足癣，尤其是足癣容易复发或再感染。患者须注意个人卫生和健康管理。

（2）外用药症状消失后，仍要坚持用药 1～2 周。

（3）仔细阅读说明书，注意用法、用量、保质期。

（4）特比萘芬乳膏对于儿童禁用。

（5）避免滥用激素软膏。

考点4 ★　昆虫叮咬

1. 临床表现　由于叮咬人体虫类的种类的不同和被叮咬个人体质的差异，叮咬处会呈现不同的皮肤反应。

2. 药物治疗　治疗原则：内服抗组胺药；适当选用外用安抚止痒药物；继发感染者给予抗生素。

（1）抗组胺药：氯苯那敏 4mg；西替利嗪 10mg。

（2）激素：肾上腺皮质激素，如泼尼松 15～20 mg/d，渐减量。

（3）合并感染时可给予抗生素。

（4）炉甘石洗剂混匀后去适量涂抹于患处，每日2次。

（5）局部冷湿敷可加速皮疹消退。

考点5★★　烫伤

1. 临床表现

（1）Ⅰ度烫伤：红斑性，皮肤变红，并有火辣辣的刺痛感。

（2）Ⅱ度烫伤：水疱性，患处产生水疱。

（3）Ⅲ度烫伤：坏死性，皮肤剥落。

2. 药物治疗　对局部较小面积轻度烫伤，可在家中施治，在清洁创面后，外涂京万红软膏、润湿烧伤膏等；对中或大面积烫伤，宜尽早送医院治疗。

（1）镇痛、镇静：轻伤员可口服止痛片或肌内注射哌替啶、吗啡等，重伤员多采用静脉滴注哌替啶或与异丙嗪合用；有脑外伤的患者可使用地西泮。

（2）补液：①轻中度烧伤可口服烧伤饮料或含盐饮料。②重度烧伤可予静脉补液。

（3）注射破伤风抗毒素和使用抗生素。

3. 用药指导与患者教育

（1）烫伤后紧急处理：应立即脱去被热液浸湿的衣物，并立即用冷水或冰水湿敷或浸泡烫伤区域20～30分钟。

（2）创面的保护：应注意对创面的保护，防止再次污染；切忌用塑料布包扎或覆盖创面，因其不透气，致使创面发生浸渍而加速感染。

（3）创面不可涂有颜色的药物：如汞溴红、甲紫。

考点6 ★ 冻伤（疮）

1. 临床表现

（1）冻伤：损害多发生在肢端和暴露部位，如手、足、耳郭、鼻、两颊；受冷后损害处出现疼痛，然后温觉、痛觉丧失，皮肤发白呈蜡样；复温后出现临床症状，局部发痒、灼痛或感觉异常，表现为红斑、水肿，甚至水疱，严重者组织坏疽，皮下组织、肌肉、血管、神经甚至骨骼都可能受累。重者可致残。

（2）冻疮：常发生于肢端或暴露部位，如手背、手指、足背、足趾、耳郭、鼻尖、两颊等处。易发生于湿度高的初冬早晨，各年龄组都可发生，可自然缓解。损害为局限性水肿性紫红斑，按之褪色，解除压力后红色逐渐恢复；严重时可有水疱，破后形成溃疡，局部有肿胀感，暖热后瘙痒，溃烂后疼痛。

2. 药物治疗

（1）症状很轻、未形成溃疡：按摩，紫云膏。

（2）轻度冻疮：樟脑软膏，烟酸肌醇酯软膏，辣椒素软膏，氧化锌软膏，冻疮膏。

（3）水泡、糜烂：依沙吖啶－氧化锌糊剂，氧化锌软膏。

（4）烟酸、维生素E口服可促血液循环，肌肉生长。

（5）严重冻疮早期：可考虑应用肝素。

3. 用药注意事项与患者教育

（1）樟脑有刺激性，避免接触眼睛和其他黏膜部位；皮肤有破损不使用；妊娠妇女慎用。

（2）局部应用樟脑、辣椒素、烟酸肌醇酯软膏后可稍加用力搓揉以帮助渗透，但强度仅达到皮肤发红即可，用药持续时间不宜太长。

（3）注意对肢体的保暖，年年复发者提高耐寒能力。

第六节　其他病症

考点1★★　超重和肥胖

1.超重和肥胖的界定　临床上主要通过对身体外部特征测量间接反映体内的脂肪含量和分布，常用体重指数（BMI）和腰围作为判断肥胖的指标。中国成年人正常BMI（kg/m^2）为18.5～23.9，24.0～27.9为超重，≥28.0为肥胖，腰围≥90/85cm（男／女）可判定为腹型肥胖。

2.超重和肥胖的危害　肥胖可以导致一系列并发症或相关疾病，进而影响预期寿命或导致生活质量下降。较为严重的肥胖患者，心血管疾病、糖尿病和某些肿瘤的发生率及死亡率明显上升。由肥胖导致或加重的相关并发症还包括胃食管反流病、压力性尿失禁、抑郁症等。

3.药物治疗与就医建议

（1）药物治疗

1）应用药物减重的具体适应证：①食欲旺盛，餐前饥饿难忍，每餐进食量较多。②合并高血糖、高血压、血脂异常和脂肪肝。③合并负重关节疼痛。④肥胖引起呼吸困难或有阻塞性睡眠呼吸暂停综合征。⑤BMI≥24.0kg/m^2且有上述合并症情况，或BMI≥28.0kg/m^2而无论是否有合并症。

上述适应证人群经过3～6个月单纯控制饮食和增加活动量处理仍不能减重5%，甚至体重仍有上升趋势者，可考虑用药物辅助治疗。

2）药物减重的目标：比原体重减轻5%～10%，最好能逐步接近理想体重；减重后维持低体重不再反弹和增加；使与肥胖相关疾病（或症状）有所缓解，使降压、降糖、降脂药物能更好地发挥作用。

3）不适宜用药物减重的情况：儿童、孕妇和乳母；既往对该类药物有不良反应者；仅用于美容。

4）减重药物：①中枢性减重药：芬特明、安非拉酮等。②非中枢性减重药：奥利司他，脂肪酯酶抑制剂，可使膳食脂肪吸收约减少33%，未吸收的甘油三酯和胆固醇随大便排出，从而达到减重的目的。禁用于慢性吸收不良综合征、胆汁淤积症。

5）药物治疗效果的评价：建议采用药物治疗3个月后对疗效进行评价，如果体重下降在非糖尿病患者＞5%、在糖尿病患者＞3%，可以被视为有效，能够继续实施药物治疗；对于无效患者则宜停药，并对整体治疗方案重新评估与调整。

（2）就医建议：已有超重和肥胖合并肥胖相关疾病的高危患者，可通过就诊临床营养科或减重门诊，采用个体化的饮食、运动、行为干预以及药物治疗等方案，减轻和维持体重，预防体重增加。

4. 用药指导与患者教育

（1）用药指导

1）只有在采取了充分的饮食、运动和行为干预治疗的前提下才考虑药物治疗。

2）奥利司他：①应进餐时服用。②可干扰脂溶性维生素 A、维生素 D、维生素 E 和维生素 K 的吸收，服药期间应补充这些维生素（在服用奥利司他前或后至少 2 小时服用）。③可能与肝损害有关，患者在治疗过程中应密切关注相关症状和体征，一旦发生须及时中止用药。

（2）患者教育

1）医学营养治疗的总体原则：合理膳食摄入。

2）认知行为治疗：在于改变患者对肥胖和体重控制

的观点和知识，建立信念；同时鼓励患者采取有效减轻并维持体重的行为措施。

3）体力活动的目标：减少久坐的行为方式，增加每天的运动量。

4）治疗相关精神—心理障碍。

考点2 ★★ 脂肪肝

1. 分类与病因

（1）非酒精性脂肪肝（NAFLD）主要分为原发性和继发性两大类，原发性 NAFLD 与胰岛素抵抗和遗传易感性相关；而继发性 NAFLD 包括了药物、营养不良、全胃肠外营养、减肥后体重急剧下降、工业毒物中毒等病因所致的脂肪肝。肥胖、2 型糖尿病、高脂血症等单独或共同成为 NAFLD 的易感因素。

（2）酒精性脂肪肝酒精性肝病的发生与饮酒量和饮酒持续时间有关。此外，遗传易感因素、女性、合并其他肝病等因素增加酒精性肝病的发病风险。

2. 临床表现

（1）非酒精性脂肪肝：起病隐匿，发病缓慢常无症状。少数患者可有乏力、右上腹轻度不适、肝区隐痛或上腹胀痛等非特异性症状；严重可出现黄疸、食欲不振、恶心、呕吐等症状。

（2）酒精性脂肪肝：一般情况良好，常无症状或症状轻微，可有乏力、食欲不振、右上腹隐痛或不适；肝脏有不同程度的肿大。酒精性脂肪肝可有血清 AST、ALT 轻度升高，AST 升高比 ALT 升高明显。脂肪肝多在体检时通过 B 超发现肝脏有肝实质脂肪浸润的改变。

3. 疾病管理与就医建议

（1）疾病管理：单纯性脂肪肝一般无须药物治疗。

1）戒酒是治疗酒精性肝病的关键。

2）减少体重和腰围是预防和治疗 NAFLD 及其并发症最重要的治疗措施。

3）保肝药物作为辅助用药常用于：①酒精性或非酒精性脂肪肝。②进展性肝纤维化。③合并药物性肝损害、慢性病毒性肝炎、自身免疫性肝炎等其他肝病。

（2）脂肪肝合并其他疾病的治疗原则

1）肥胖或超重且伴有高血压、2 型糖尿病、血脂代谢异常等合并疾病的患者：可以考虑应用奥利司他等药物减重，但需警惕减重药物的不良反应。

2）合并空腹血糖受损/糖耐量异常/2 型糖尿病的患者：建议使用二甲双胍和利拉鲁肽等 GLP-1 受体激动剂进行预防和治疗。

3）合并高血压患者：1 级高血压患者经过数周的生活方式干预仍不达标者以及 2、3 级高血压患者，应使用降压药物治疗。

4）合并高甘油三酯血症的患者：采用多不饱和脂肪酸治疗可能安全，常需贝特类药物降低血脂和预防急性胰腺炎，但需警惕贝特类的肝脏毒性。

（3）就医建议

1）脂肪肝患者出现瘙痒、恶心、呕吐、食欲减退等症状，甚至皮肤、巩膜黄染或黄疸表现时，提示疾病可能出现进展，应及时就诊消化内科或肝病科，请专科医生进行评估和处理。

2）NAFLD 患者合并肥胖症、高血压、2 型糖尿病和代谢综合征时，脂肪肝进展的风险增加，应就诊相关科室积极治疗这些合并疾病，并定期监测肝功能和复查 B 超。

4. 患者教育

（1）对脂肪肝患者，应进行肥胖和过量饮酒危害健康方面的宣传教育，以纠正不良生活方式和行为；超重或肥胖者需减轻体重，特别是减少腰围并防止体重反弹；过量饮酒者需戒酒或显著减少饮酒量并防治戒断综合征。

（2）合并超重或肥胖的脂肪肝患者应控制膳食中热能摄入总量，建议每日减少 500kcal 热量饮食，旨在半年内体重下降 5% ～ 10%。

（3）避免久坐少动，建议根据患者兴趣并以能够坚持为原则选择体育锻炼方式，以提高骨骼肌质量和防治肌肉减少症。

考点 3 ★★　中暑

1. 病因　当人体无法及时补充液体并适当降温时，高温引起的不适症状会出现。其他可能的影响因素包括年龄、肥胖、发热、脱水、饮酒、药物以及晒伤等。

2. 临床表现与处置

（1）轻症中暑：可表现为头晕、头痛、面色潮红、口渴、大量出汗、全身乏力、心悸、脉搏频快、注意力不集中、动作不协调等。

（2）重症中暑

①热痉挛：肌肉疼痛或抽搐，常呈对称性，时而发作，时而缓解。如果情况还没严重到需要就医的地步，至少做到以下几项处置。停止一切活动，静坐在凉爽的地方休息；饮用稀释、清爽的果汁或运动饮料；即使痉挛得到缓解，之后的几小时内也不要再进行重体力劳动或剧烈的体育运动，避免进一步透支能量导致热衰竭甚至热射病。如果患者有心血管疾病史，或经上述处置 1 小时后热痉挛的状况还没有消退，要寻求专业的医疗处理。

②热衰竭：起病迅速，其症状包括眩晕、头痛、恶心、呕吐、大量出汗、脸色苍白、极度虚弱或疲倦、肌肉痉挛、晕厥，通常片刻后立即清醒。如果有以下情况，请立即就医。症状严重、伴有心脏疾病或高血压。除此之外，可先帮助患者降温，饮用凉爽且不含酒精的饮料、凉水浴或擦拭身体、开空调，如果症状持续不好转或继续恶化，要及时寻求医疗救助。

③热射病：表现多样，可能包括头晕，搏动性头痛，恶心，极高的体温，皮肤红、热，且干燥无汗，怕冷，快速、沉重的脉搏，意识模糊，口齿不清，不省人事。如果发现以上任何征象，说明此时的情况很可能足以威胁患者生命安全。在试图给患者降温的同时，周围其他人应帮忙拨打急救电话。将患者移到阴凉的地方。不论使用何种方法，迅速给患者降温；用凉水擦拭患者的身体；监测患者的体温，坚持努力帮助患者降温直到体温降到38℃；不要给患者喝水；尽快得到专业的医疗救助。如果发生呕吐，请翻转患者的身体使其侧卧，以确保其呼吸道通畅。

3.患者教育 抵御中暑最好的措施就是预防，即保持凉爽。

（1）关注高危人群：婴幼儿及6～12岁儿童、＞65岁老年人。

（2）注意正确的饮水方法：增加液体摄入，至少每小时500～1000mL凉水。

（3）注意补充盐分和矿物质。

（4）穿着合适衣物并涂抹防晒霜。

（5）仔细计划行程：高温天气避免外出。

（6）结伴行动，互相关心。

第六章　呼吸系统常见疾病

第一节　急性气管－支气管炎

考点1★　病因及临床表现

1. 病因　急性支气管炎通常是由于病毒感染支气管树引起，呈自限性，细菌感染并不常见。常见的病原体是呼吸道合胞病毒、甲型和乙型流感病毒、副流感病毒、鼻病毒等。有时可能是由过敏原、刺激物和细菌感染引起，刺激物包括吸入烟雾、污染空气、粉尘等。

2. 临床表现　急性支气管炎患者可出现咳嗽、全身不适、呼吸困难和喘息。通常咳嗽是主要的症状，持续10～20天，痰液呈白色或淡黄色，有时可能会出现脓痰，以及上呼吸道感染的前驱症状。

考点2★★　治疗

治疗通常为对症和支持疗法，包括镇咳药（右美沙芬）、祛痰药（愈创木酚甘油醚）、第一代抗组胺药（苯海拉明）、减充血药（伪麻黄碱）、β受体激动剂（沙丁胺醇）等。戒烟、避免过敏原和污染物等生活方式的改变，在避免复发和减少并发症出现风险方面起重要作用。

考点3★　用药指导与患者教育

1. 多数患者预后良好，症状在数周内消退，极少数需要进行长期随访。

2.指导吸烟患者戒烟，避免受凉、劳累，防治上呼吸道感染；避免接触过敏源；适当锻炼。

第二节　社区获得性肺炎

考点1★　诊治思路

社区获得性肺炎（CAP）的诊治思路：①判断CAP诊断是否成立。②评估CAP病情的严重程度，选择适当的治疗场所。③推测CAP可能的病原体及耐药风险。④合理安排病原学检查，及时启动经验性抗感染治疗。⑤动态评估CAP经验性抗感染治疗效果，初始治疗失败时查找原因，并及时调整用药方案。⑥治疗后随访，并进行健康宣教。

考点2★　临床表现与病原学

1.临床表现

①新近出现的咳嗽、咳痰或原有呼吸道疾病症状加重，伴或不伴脓痰、胸痛、呼吸困难及咯血。

②发热。

③肺实变体征和（或）闻及湿性啰音。

④外周血白细胞计数 $> 10×10^9/L$，或 $< 4×10^9/L$，伴或不伴中性粒细胞核左移。

⑤胸部影像学检查显示新出现的斑片状浸润影、肺叶或肺段实变影、磨玻璃影或间质性改变伴或不伴胸腔积液。

2.可能的病原体及耐药风险　CAP致病原的组成和耐药特性在不同国家地区之间存在着明显差异，且随时间的推移而发生变迁。目前肺炎支原体、肺炎链球菌、流感嗜血杆菌是我国CAP的主要病原体，其他常见病原体包括肺炎衣原体、肺炎克雷伯菌及金黄色葡萄球菌。

主要病原体耐药方面。①我国CAP患者中肺炎链球菌对大环内酯类药物具有高耐药率。②肺炎支原体对大环内酯类药物具有高耐药率。

考点3 ★★★　肺炎的药物治疗及患者教育

1. 经验性抗感染治疗　在确立临床诊断并安排合理病原学检查及标本采样后，选择恰当的抗感染药物和给药方案，及时实施初始经验性抗感染治疗。CAP经验性抗感染治疗的推荐意见如下。

①首剂抗感染药物争取在诊断CAP后尽早使用，以改善疗效、降低病死率、缩短住院时间。

②对于门诊轻症CAP患者，尽量使用生物利用度好的口服抗感染药物治疗，建议口服阿莫西林或阿莫西林克拉维酸治疗。青年无基础疾病患者或考虑支原体/衣原体感染患者可口服多西环素或米诺环素。不建议单用大环内酯类药物。

③对于需要住院，但不必入住重症监护室的CAP患者，推荐单用β-内酰胺类或联合多西环素/米诺环素、大环内酯类或单用呼吸喹诺酮类。

④对于需要入住重症监护室的重症CAP患者，推荐以β-内酰胺类为基础的联合方案，联合大环内酯类或喹诺酮类。

⑤对于住院的疑似吸入性肺炎患者，不推荐常规抗厌氧菌治疗，除非怀疑有肺脓肿或脓胸。

⑥年龄≥65岁或有基础疾病（如充血性心力衰竭、心脑血管疾病、慢性呼吸系统疾病、肾衰竭、糖尿病等）

的住院 CAP 患者，要考虑肠杆菌科细菌感染的可能。

⑦在流感流行季节，对怀疑流感病毒感染的 CAP 患者，推荐常规进行流感病毒抗原或核酸检查，并应积极应用神经氨酸酶抑制剂抗病毒治疗，不必等待流感病原学检查结果，即使发病时间超过 48 小时也推荐应用。

⑧铜绿假单胞菌感染的危险因素：最近频繁住院（≥ 4 次 / 年）或近期使用抗菌药物（最近 3 个月）、严重肺部疾病（$FEV_1 < 30\%$）、口服糖皮质激素（最近 2 周泼尼松龙 ≥ 10mg/d）。

⑨抗感染治疗一般可于热退 2 ~ 3 天且主要呼吸道症状明显改善后停药，但疗程应视病情严重程度、缓解速度、是否出现并发症以及不同病原体而异，不必以肺部 X 线阴影吸收程度作为停用抗菌药物的指征。

⑩应在初始治疗后 72 小时对病情进行评估，大多数 CAP 患者在初始治疗后 72 小时临床症状改善，但影像学改善滞后于临床症状。

2. 目标性抗感染治疗　一旦获得 CAP 病原学结果，就可以根据临床治疗效果，参考体外药敏试验结果进行目标性治疗

3. 辅助治疗

（1）CAP 是感染性疾病的最主要死因，除了针对病原体的抗感染治疗外，中至重症患者实施补液以保持水与电解质平衡、营养支持以及物理治疗等辅助治疗也是必要的。

（2）糖皮质激素

①在非严重或严重 CAP 成人患者中，无需常规使用糖皮质激素。

②成人重症流感病毒性肺炎患者不要常规使用糖皮质激素。

③合并难治性感染性休克的 CAP 患者应按照《拯救

脓毒症运动指南》使用糖皮质激素。糖皮质激素能降低合并感染性休克 CAP 患者的病死率，推荐琥珀酸氢化可的松 200mg/d。

4. 患者教育

（1）戒烟、避免酗酒、保证充足营养、保持口腔健康有助于预防肺炎的发生。

（2）保持良好手卫生习惯，有咳嗽、打喷嚏等呼吸道症状时戴口罩或用纸巾、肘部衣物遮挡口鼻，有助于减少呼吸道感染病原体播散。

（3）预防接种肺炎链球菌疫苗可减少特定人群罹患肺炎的风险。联合应用肺炎链球菌疫苗和流感病毒疫苗可降低老年患者的病死率。

第三节　支气管哮喘

考点1★　支气管哮喘病因和发病机制

1. 概述　简称哮喘，是由多种细胞和细胞组分参与的气道慢性炎症性疾病。主要特征包括气道慢性炎症，气道高反应性，可逆性气流受限。

2. 病因　哮喘发病受环境因素的影响较大，主要因素如下：①过敏原性因素。②非过敏原性因素，如大气污染、吸烟、运动、肥胖等。

3. 发病机制　变态反应、气道慢性炎症、气道高反应性和自主神经功能紊乱等。

考点2★　哮喘的评估

1. 评估患者是否有合并症　如变应性鼻炎、鼻窦炎、胃食管反流病、肥胖、阻塞性睡眠呼吸暂停低通气综合征、抑郁和焦虑等。

2. 评估哮喘的诱发因素　如职业、环境、气候变化、药物和运动等。

3. 评估患者的药物使用情况　支气管舒张剂的用量可以作为反映哮喘严重程度的指标之一。

4. 评估患者的临床控制水平　根据患者的症状、用药情况、肺功能检查结果等综合指标可以将患者分为哮喘症状良好控制（或临床完全控制）、部分控制和未控制。

考点3 ★★★　哮喘慢性持续期的治疗

1. 治疗目标与一般原则　哮喘治疗目标在于达到哮喘症状的良好控制、维持正常的活动水平，同时尽可能减少急性发作、肺功能不可逆损害和药物相关不良反应的风险。

哮喘慢性持续期的治疗原则是以患者病情严重程度和控制水平为基础，制订书面的哮喘防治计划，定期随访、监测并根据患者控制水平及时调整治疗，以达到并维持哮喘控制。

2. 药物治疗　治疗哮喘的药物可以分为控制药物和缓解药物。控制药物是需要每天使用并长时间维持治疗的药物，包括吸入性糖皮质激素、全身性糖皮质激素、白三烯受体阻断剂、长效 β_2 受体激动剂、缓释茶碱、色甘酸钠等；缓解药物又称急救药物，有症状时按需使用，通过迅速解除支气管痉挛从而缓解哮喘症状，包括速效吸入性和短效口服 β_2 受体激动剂、全身性糖皮质激素、吸入性抗胆碱药物、短效茶碱等。

（1）糖皮质激素

1）吸入型糖皮质激素

①适应证：由于其局部抗炎作用强、全身不良反应少，已成为目前哮喘长期治疗的首选药物；通常需规律吸

入 3～7 天以上方能起效。

②药物种类

吸入型糖皮质激素的每日剂量高低与互换关系

药物	低剂量（μg）	中剂量（μg）	高剂量（μg）
二丙酸倍氯米松	200～500	500～1000	＞1000
布地奈德	200～400	400～800	＞800
丙酸氟替卡松	100～250	250～500	＞500

③不良反应：局部可出现口咽白色念珠菌感染、声音嘶哑，吸药后用清水漱口可减轻局部反应和胃肠吸收。

2）口服糖皮质激素

①适应证：用于吸入激素无效或需要短期加强治疗的患者。

②药物种类：常用泼尼松和泼尼松龙。

（2）β_2 受体激动剂

β_2 受体激动剂的分类

	作用维持时间		
	短效（SABA） 4～6 小时	长效 （LABA） 10～12 小时	快速起效（数分钟起效）
			缓慢起效（30分钟起效）
代表药物	沙丁胺醇 特布他林	福莫特罗（快） 沙美特罗（慢）	
特点	急性发作的首选药物	与 ICS 联合是目前最常用的控制药物	
给药方式	吸入、口服、静脉	吸入	
注意事项	按间歇使用，不宜单一长期使用	不能单独用于哮喘治疗	

（3）糖皮质激素－长效 β_2 受体激动剂复合制剂：具有协同的抗炎和平喘作用，可获得相当于或优于加倍剂量糖皮质激素的疗效，并可增加患者的依从性。

（4）白三烯受体阻断剂

①地位：目前除糖皮质激素外唯一可单独使用的哮喘控制性药物，可作为轻度哮喘糖皮质激素的替代治疗药物和中至重度哮喘的联合治疗用药。

②优势：尤适用于阿司匹林哮喘、运动性哮喘和伴有过敏性鼻炎哮喘。

③常用药物：孟鲁司特和扎鲁司特。

④不良反应：通常较轻微，主要是胃肠道症状，少数有皮疹、血管性水肿、转氨酶升高，停药后可恢复正常。

（5）磷酸二酯酶抑制剂（茶碱类药物）

①作用：增强呼吸肌的力量，舒张支气管，气道抗炎作用。

②口服：用于轻中度哮喘，尤其使用夜间哮喘症状的控制。静脉给药主要应用于重症和危重症哮喘。

③不良反应：包括恶心、呕吐、心律失常、血压下降及尿多，偶可兴奋呼吸中枢，严重者可引起抽搐乃至死亡。

（6）抗胆碱药：作用为舒张支气管，减少痰液分泌。

①短效抗胆碱药——异丙托溴铵

优势：主要用于哮喘急性发作的治疗，多与 β_2 受体激动剂联合应用，尤其适用于夜间哮喘及多痰的患者。

不良反应：少数患者可有口苦或口干感等不良反应。

②长效抗胆碱药——噻托溴铵，其作用更强，持续时间更久，可用于哮喘合并慢阻肺以及慢阻肺患者的长期治疗。

（7）抗 IgE 抗体

①作用：阻断游离 IgE 与 IgE 效应细胞表面受体结合

的作用。

②主要用于：吸入性糖皮质激素（ICS）和 LABA 联合治疗后症状仍未控制且血清 IgE 水平增高的重症哮喘患者。

（8）变应原特异性免疫疗法：通过皮下注射常见吸入变应原（如尘螨、豚草等）提取液，可减轻哮喘症状和降低气道高反应性，适用于变应原明确且在严格的环境控制和药物治疗后仍控制不良的哮喘患者。

（9）其他治疗哮喘药物：第二代抗组胺药物（H_1 受体阻断剂）如氯雷他定，其他口服抗变态反应药物如曲尼司特、瑞吡司特等，在哮喘治疗中作用较弱，主要用于伴有变应性鼻炎的哮喘患者。

3. 制定治疗方案　确定患者级数，若处于两相邻级别之间者则建议选择较高的级别。

哮喘慢性持续期的治疗方案

第 1 级	第 2 级	第 3 级	第 4 级	第 5 级
哮喘教育，环境控制				
按需使用：短效 β_2 受体激动剂	按需使用短效 β_2 受体激动剂			
控制性药物	选用 1 种	选用 1 种	在第 3 级基础上，增加 1 种或 1 种以上	在第 4 级基础上增加 1 种

4. 调整治疗方案　根据症状控制水平和风险因素水平（主要包括肺功能受损的程度和哮喘急性发作史）等，按照哮喘阶梯式治疗方案进行升级或降级调整。

（1）升级治疗　目前级别的治疗方案不能控制哮喘［症状持续和（或）临床出现急性发作］，选择更高级别的治疗方案直至达到哮喘控制为止。

（2）降级治疗　症状得到控制并维持至少 3 个月，且肺功能恢复并维持平稳状态，可考虑降级治疗。

考点 4 ★★　哮喘急性发作期的处理

治疗目标为尽快缓解气道痉挛，纠正低氧血症，恢复肺功能，预防进一步恶化或再次发作，防止并发症；控制之后，对所有急性发作的患者都要制订个体化的长期治疗方案。

（1）轻度至中度：口服激素，泼尼松龙 0.5 ~ 1.0mg/kg 或等量其他口服激素 5 ~ 7 天。若无明显缓解立即至医院就诊。

（2）中度至重度：应该按照以上阐述的方法进行自我处理，同时尽快到医院就诊。

考点 5 ★★　管理、教育和预防

1. 哮喘的管理　尽管哮喘尚不能根治，但通过有效的管理通常可以使病情得到满意控制。

（1）基于控制水平的哮喘管理：应兼顾哮喘控制的症状控制和降低未来风险，达到所谓的"整体控制"。

（2）哮喘防治指南的实施：可根据当地不同情况制定相应的诊治规范和实施计划。

2. 用药依从性和正确使用吸入装置的指导和培训

（1）用药依从性及其他指导：依从性提高可显著改善哮喘控制水平。

（2）正确使用吸入装置技巧的培训：吸入装置种类繁多，使用不当会导致哮喘控制不佳，增加哮喘急性发作的风险以及吸入药物的不良反应。

3. 哮喘的预防　哮喘由内因（遗传）和外因（环境）共同作用所致。多种环境因素（包括生物因素和社会因素）可能对哮喘发生起重要作用，这些环境中的危险因素集中在营养、过敏原、药物、污染（特别是环境中的烟草）、微生物和社会－心理因素等方面。

第四节　慢性阻塞性肺病（COPD）

考点1★　慢性阻塞性肺病（COPD）简述

1. 概述　简称慢阻肺，是一种以不完全可逆的气流受限为特征的常见慢性疾病，主要表现为反复咳嗽、咳痰、气短、活动耐力下降。

2. 危险因素　①吸烟。②大气污染。③职业粉尘和化学物质。④感染。⑤遗传因素和肺发育不良。⑥社会经济地位较差。

3. 临床表现　①咳嗽、咳痰。②呼吸困难。③喘息和胸闷。④全身异常：营养不良、肌少症、骨质疏松、贫血、抑郁、肺动脉高压、心力衰竭等。

4. 分级

COPD 气流受限严重程度分级

分级	0级	I级	II级	III级	IV级
特征	正常肺功能	$FEV_1/FVC < 70\%$			
	暴露于危险因素	$FEV_1 \geq$ 80%预计值；有或无咳嗽	$50\% \leq FEV_1 < 80\%$预计值；有或无咳嗽	$30\% \leq FEV_1 < 50\%$预计值；有或无咳嗽	$FEV_1 < 30\%$预计值；有咳嗽
	慢性咳嗽咳痰				

考点 2 ★★★　常用治疗药物

（1）支气管舒张剂

	日剂量	用法次数	主要不良反应
β₂受体激动剂吸入剂型，剂量（μg/d）			
沙丁胺醇（短效）	800 ～ 1200	bid ～ qid	骨骼肌震颤、低血钾、心律失常
特布他林（短效）	800 ～ 1200	bid ～ qid	
福莫特罗（长效）	4.5 ～ 9	bid	
茚达特罗（长效）	150 ～ 300	qd	
胆碱能受体阻滞剂吸入剂型，剂量（μg/d）			
异丙托溴铵（短效）	60 ～ 160	tid ～ qid	头痛、恶心、口干、心悸、心率增快，眼压增高，胃肠道蠕动紊乱、尿潴留等；闭角型青光眼禁用
噻托溴铵（长效）	18	qd	
磷酸二酯酶抑制剂口服，剂量（mg/d）			
茶碱	300 ～ 600	tid	头痛、恶心、呕吐、失眠、消化不良、震颤和眩晕
氨茶碱	成人 300 ～ 600	tid	呕吐、易激动、失眠、心动过速、心律失常
	儿童 9 ～ 15 mg/（kg·d）	tid	
二羟丙茶碱	300 ～ 500	tid	

续表

	日剂量	用法次数	主要不良反应
白三烯受体阻断剂口服，剂量（mg/d）			
扎鲁司特	40	bid	头痛、胃肠反应、皮疹、过敏、水肿
普仑司特	450～900	bid	
孟鲁司特	成人 10mg/d	qd	腹痛和头痛
	2～6 岁儿童 4mg/d	qd	
	6～14 岁儿童 5mg/d	qd	
	＞14 岁儿童 10mg/d	qd	
塞尼司特	80	qd	心悸、头痛、头晕、嗜睡、倦怠、水肿、腹痛、肝功能异常、口渴、贫血
磷酸二酯酶 –4（PDE-4）抑制剂口服，剂量（mg/d）			
罗氟司特	0.5	qd	腹泻、恶心、头痛、失眠、背痛、食欲下降和头晕；不推荐用于小于 18 岁的患者

（2）糖皮质激素：吸入激素和 β_2 受体激动剂联合，应用对于 COPD 稳定期患者可改善症状，减少急性发作频率。

（3）镇咳药：镇咳药一般只用于剧烈咳嗽影响生活和睡眠，不建议日间过度止咳；常用药物如复方甲氧那明胶囊、复方甘草片、棕胺合剂等。

（4）祛痰药和黏痰调节剂：常用药物盐酸氨溴索、乙酰半胱氨酸、标准桃金娘油、羧甲司坦等。

考点 3 ★★　稳定期的治疗

1. 治疗目标：缓解呼吸道症状，提升运动耐力和改善健康状况；降低未来风险，包括预防疾病进展、防治急性加重、减少病死率。

2. 药物治疗方案：应规律应用 β_2 受体激动剂、抗胆碱能药物等支气管舒张剂；$FEV_1 < 50\%$ 预计值且有临床症状及反复加重患者，可长期规律吸入激素，并推荐联合应用 β_2 受体激动剂为宜；稳定期不主张应用口服或静脉激素。

3. 管理和预防

（1）管理模式：自我管理及卫生专业人员给予健康指导。

（2）减少危险因素暴露：戒烟、减少室外空气污染暴露并预防职业粉尘暴露和化学物质暴露。

（3）疫苗。

（4）肺康复：包括运动训练、教育和自我管理干预。

（5）氧疗。

（6）无创通气：广泛用于极重度 COPD 稳定期患者。

考点 4 ★　急性加重期的治疗

增加短效支气管舒张剂的剂量和频率；考虑短期加用口服或雾化糖皮质激素；可针对性使用抗菌药物。

第五节　肺结核

考点1★　肺结核临床表现

全身症状为午后低热、乏力、食欲减退、消瘦、盗汗等，也称结核中毒症状。呼吸系统症状为咳嗽、咳痰，咯血，胸痛，呼吸困难。结核菌素皮肤试验可为阳性，重症结核、免疫功能缺陷或抑制者合并结核病时也可为阴性。

考点2★★★　肺结核的治疗

1.肺结核的治疗原则　早期、规律、全程、适量、联合。

2.化学治疗

（1）常用抗结核药：一线药物为异烟肼（H）、利福平（R）、吡嗪酰胺（Z）、乙胺丁醇（E）；二线药物为氟喹诺酮、链霉素（S）、阿米卡星、卷曲霉素、乙硫异烟胺和丙硫异烟胺、环丝氨酸和特立齐酮以及对氨基水杨酸。

（2）标准化学治疗方案

①初治活动性肺结核治疗方案：每日用药选用2HRZ/4HR方案。

②复治活动性肺结核治疗方案：用药方案为2HRZSE/6HRE，3HRZE/6HR，2HRZSE/1HRZE/ 5HRE。

（3）手术治疗：对于药物治疗失败或威胁生命的单侧肺结核（特别是局限性病变），外科治疗是可选用的重要治疗方法。

（4）对症治疗

1）发热：有效抗结核药物治疗后肺结核所致的发热

大多在 1 周内消退，少数发热不退者可应用小剂量非甾体抗炎药，如布洛芬。急性血行播散型肺结核或伴有高热等严重结核中毒症状或高热持续不退者，可在抗结核药物治疗基础上使用糖皮质激素。

2）咯血：少量咯血时多以安慰和消除紧张情绪、卧床休息为主，可用氨基己酸、凝血酶、卡络磺钠等药物止血。迅速畅通气道是抢救大咯血所致窒息的首要措施，包括体位引流、负压吸引、气管插管。

3. 用药监护

（1）药物不良反应

一线抗肺结核药物的不良反应

药名	缩写	主要不良反应
异烟肼	H,INH	治疗量的异烟肼不良反应少，毒性小；可发生周围神经炎，药物性肝损伤，皮肤超敏反应
利福平	R,RFP	消化道症状，肝功能损害，过敏反应橘红色尿；长期大量用药时，不良反应多且严重，如药物性肝损伤、皮肤超敏反应、流感样症状和血液系统反应
吡嗪酰胺	Z,PZA	胃肠不适，药物性肝损伤，皮肤超敏反应，高尿酸血症，血小板减少
乙胺丁醇	E,EMB	球后视神经炎，药物性肝损伤（罕见），皮肤超敏反应（罕见）

（2）药物相互作用

1）异烟肼是 CYP2C9、CYP2C19 和 CYP2E1 的抑制剂。抗癫痫药、苯二氮䓬类药物、茶碱、对乙酰氨基酚和华法林与异烟肼合用时，血浆浓度增高。异烟肼和左旋多巴的合用可导致高血压、心悸和面色潮红。

2）利福平是 CYP450 的强诱导剂，还可诱导尿苷二磷酸 - 葡萄糖醛酸转移酶，该酶也与多种药物的代谢有关，与利福平联用可降低药物的血浆水平。

3）食物对吡嗪酰胺的吸收影响很小，可以在用餐时服用。丙磺舒、利福平异烟肼和乙硫酰胺可增强吡嗪酰胺的毒性作用。

4）食物对乙胺丁醇的生物利用度影响很小。抗酸剂可使乙胺丁醇的血药峰浓度降低，二者合用时应间隔一段时间给药。

4. 妊娠结核病的治疗　妊娠结核病未经治疗的风险远大于治疗中所使用药物产生毒性作用的风险，必须迅速、有效地进行治疗。标准的一线治疗方案已在妊娠期间有效使用，但吡嗪酰胺不建议在妊娠期使用。所有使用异烟肼的孕妇均应服用维生素 B_6，以防止胎儿神经毒性。

5. 预防

（1）一级预防：卡介苗是目前最具有保护力的结核疫苗。

（2）二级预防：高危人群使用预防性抗结核治疗可降低肺结核发病率。

（3）三级预防：肺结核患者在治疗过程中，每次用药都必须在医务人员的直接监督下进行，因故未用药时必须采取补救措施以保证按医嘱规律用药。保证规律用药可以显著提高治愈率、降低复发率和死亡率同时降低结核病的患病率和耐多药发生率。

第七章　心血管系统常见病

第一节　高血压

考点1★★★　高血压简述

1. 危险因素　包括遗传因素、高龄以及多种不良生活方式等。①高钠、低钾膳食。②超重和肥胖。③酒精摄入量。④长期精神紧张。⑤其他危险因素包括高龄、高血压家族史、缺乏体力活动以及糖尿病、血脂异常等。

2. 血压测量　正确的血压测量是评估血压水平、诊断高血压以及观察降压疗效的根本手段和方法，建议使用上臂式家用自动电子血压计，每天早晨和晚上测量血压，详细记录。

临床上高血压分为原发性及继发性两类。①原发性高血压：又称高血压病，与遗传、环境有关。②继发性高血压：继发于原发性醛固酮增多症、嗜铬细胞瘤、肾动脉狭窄等疾病。

3. 高血压定义和分类

（1）高血压定义：未使用降压药物的情况下收缩压 ≥ 140mmHg 和（或）舒张压 ≥ 90mmHg。

（2）高血压分类

血压水平分类和定义

分类	收缩压（mmHg）		舒张压（mmHg）
正常血压	< 120	和	< 80
正常高值	120 ～ 139	和（或）	80 ～ 89
高血压	≥ 140	和（或）	≥ 90
1 级高血压（轻度）	140 ～ 159	和（或）	90 ～ 99
2 级高血压（中度）	160 ～ 179	和（或）	100 ～ 109
3 级高血压（重度）	≥ 180	和（或）	≥ 110
单纯收缩期高血压	≥ 140	和	< 90

4. 临床表现与并发症

（1）一般症状：①常见于中老年人，无症状，体检发现血压升高。②常见症状有头痛、头晕、心悸。③严重并发症、靶器官损害。

（2）主要并发症。①心脏：心律失常、心力衰竭。②脑：高血压脑病，脑血管意外。③肾脏：夜尿增多，最后发展为慢性肾衰竭。④视网膜：眼底出血、渗出、视乳头水肿。⑤血管：动脉粥样硬化。

考点 2 ★★★　高血压的治疗

1. 治疗目标

（1）根本目标：降低高血压的心、脑、肾与血管并发症发生和死亡的总体风险。

以下为血压控制目标值。

①普通高血压患者：应降至 < 140/90mmHg。

②合并糖尿病、慢性肾脏病、心力衰竭或病情稳定的冠心病的高血压患者：尽管近期一些指导建议血压控制目标值 < 130/80mmHg，但仍建议这些人群的血压控制目

标为 140/90mmHg。

③老年高血压患者：建议控制在 < 150/90 mmHg；老年收缩期高血压患者，收缩压控制于 150mmHg 以下，如果能够耐受可降至 140mmHg 以下。

（2）降压过程：早发现，早治疗；降压速度并非越快越好；降压兼顾降糖、降脂、降尿酸。

2. 药物治疗

（1）降压药物应用基本原则

①小剂量：较小有效剂量起步，根据需要逐步增量。

②优先选择长效制剂：平稳降压，减少波动，降低心脑血管并发症。

③两种或多种药物联合治疗：增效、减量、协同、方便。

④个体化。

（2）降压药物种类：一线降压药包括利尿药，β 受体阻断剂（β-RB），血管紧张素转换酶抑制剂（ACEI），血管紧张素Ⅱ受体阻断剂（ARB），钙通道阻滞剂（CCB）。

1）钙通道阻滞剂

常用的各种降压药名称剂量及用法

口服降压药物	每天剂量（mg）	分服次数	主要不良反应
CCB 类			
二氢吡啶类			踝部水肿，头痛，面部潮红，牙龈增生
氨氯地平	2.5～10	1	
硝苯地平	10～30	2～3	
硝苯地平缓释片	10～20	2	
硝苯地平控释片	30～60	1	
左旋氨氯地平	1.25～5	1	
非洛地平缓释片	2.5～10	1	
尼群地平	20～60	2～3	

续表

口服降压药物	每天剂量（mg）	分服次数	主要不良反应
CCB 类			
非二氢吡啶类			房室传导阻滞，心功能抑制
维拉帕米	40～120	2～3	
维拉帕米缓释片	120～240	1	
地尔硫䓬缓释片	90～360	1～2	

2）ACEI 与 ARB

常用的各种降压药名称剂量及用法

口服降压药物	每天剂量（mg）	分服次数	主要不良反应
ACEI 类			
卡托普利	25～300	2～3	咳嗽，血钾升高，血管性水肿
依那普利	2.5～40	2	
雷米普利	1.25～20	1	
培哚普利	4～8	1	
ARB 类			
氯沙坦	25～100	1	血钾升高，血管性水肿
缬沙坦	80～160	1	
厄贝沙坦	150～300	1	
替米沙坦	20～80	1	
坎地沙坦	4～32	1	
奥美沙坦	20～40	1	

3）利尿剂

常用的各种降压药名称剂量及用法

口服降压药物	每天剂量（mg）	分服次数	主要不良反应
利尿药			
噻嗪类利尿药			
氢氯噻嗪	6.25～25	1	血钾减低，血钠减低，血尿酸升高
吲达帕胺	0.625～2.5	1	
吲达帕胺缓释片	1.5	1	
袢利尿药			
呋塞米	20～80	2	血钾减低
留钾利尿药			
阿米洛利	5～10	1～2	血钾增高
氨苯蝶啶	25～100	1～2	
醛固酮拮抗剂			
螺内酯	20～40	1～3	血钾增高，男性乳房发育

4）β 受体阻断剂

常用的各种降压药名称剂量及用法

口服降压药物	每天剂量（mg）	分服次数	主要不良反应
β 受体阻断剂			
比索洛尔	2.5～10	1	支气管痉挛，心功能抑制
美托洛尔片	50～100	2	
美托洛尔缓释片	47.5～190	1	
阿替洛尔	12.5～50	1～2	

（3）降压药的联合应用

1）联合用药的适应证：≥Ⅱ级高血压和（或）高危人群（伴有多种危险因素、靶器官损害）。

2）联合用药的方法

① ACEI 或 ARB+ 噻嗪类利尿剂：作用协同；缺点中和（低钾与高钾抵消）。

② ACEI 或 ARB+D–CCB（二氢吡啶类 CCB）：作用协同；不良反应减轻。

③ D–CCB+ 噻嗪类利尿剂：可降低高血压患者脑卒中发生风险。

④ D–CCB+β 受体阻断剂：不良反应减轻。

我国临床主要推荐应用的优化联合治疗方案是 D–CCB+ARB；D–CCB+ACEI；ARB+ 噻嗪类利尿剂；ACEI+ 噻嗪类利尿剂；D–CCB+ 噻嗪类利尿剂；D–CCB+β 受体阻断。次要推荐使用的可接受联合治疗方案是利尿剂加 β 受体阻断剂；α 受体阻断剂加 β 受体阻断剂；噻嗪类利尿剂加保钾利尿剂；D–CCB 加保钾利尿剂。

不常规推荐的但必要时可慎用的联合治疗方案是 ACEI 加 β 受体阻断剂；ARB 加 β 受体阻断剂；中枢作用药加 β 受体阻断剂

⑤三药联合的方案：D–CCB+ACEI（或 ARB）+ 噻嗪类最为常用。

⑥四药联合的方案：主要适用于难治性高血压患者，可以在上述三药联合基础上加用第四种药物。

3. 特殊人群的降压治疗

（1）老年人

①降压目标值：老年高血压患者血压应降至 150/90 mmHg 以下，强调收缩压达标。

②注意事项：过低血压会引起头晕、跌倒等问题；在能耐受降压治疗前提下，逐步降压达标，应避免过快

降压。

③用药：五类一线降压药均可，尽量不用利血平／可乐定等中枢降压药。

（2）高血压合并脑血管病者：①慎重降压：老年患者、双侧或颅内动脉严重狭窄者及严重体位性低血压患者应慎重进行降压治疗，降压过程应该缓慢、平稳，最好不减少脑血流量。②药物选择：首选 ARB 和 CCB；ARB 可降低脑卒中发生率；CCB 的尼莫地平可促进脑血流。

（3）高血压合并慢性肾功能不全：药物选择 ACEI 或 ARB。在肾功能不全早、中期能延缓肾功能恶化；病情晚期有可能反而使肾功能恶化。

（4）高血压合并 2 型糖尿病：药物选择 ACEI 或 ARB，能改善胰岛素抵抗。

考点 3 ★★★　用药指导与患者教育

1. 用药注意事项　抗高血压药物可以控制但不能治愈高血压，必须坚持长期治疗来控制血压及预防其对身体多个系统的损害；合理选择药物种类；规律监测血压。

2. 患者教育

（1）控制体重：将 BMI 尽可能控制在 < 24kg/m^2；体重降低对于血压管理、改善胰岛素抵抗、糖尿病、血脂异常和左心室肥厚均有益。

（2）限盐摄入：每人每日食盐量不超过 6g。

（3）补充钾盐：每日吃新鲜蔬菜和水果。

（4）减少脂肪摄入：减少食用油摄入，鼓励摄入单不饱和脂肪酸，少吃或不吃肥肉。

（5）戒烟少酒，增加运动：运动有利于减轻体重和改善胰岛素抵抗，提高心血管调节适应能力，稳定血压水平。

（6）减轻精神压力，保持心态平衡。

第二节 冠状动脉粥样硬化性心脏病

考点1★ 冠状动脉粥样硬化性心脏病简述

1. 概述 冠状动脉发生粥样硬化引起管腔狭窄或闭塞，导致心肌缺血、缺氧或坏死而引起的心脏病，简称冠心病（CHD），也称缺血性心脏病。

2. 分类 临床上提出两种综合征的分类，即慢性心肌缺血综合征和急性冠状动脉综合征（ACS）。慢性心肌缺血综合征又被称为稳定型冠心病，其中最具代表性的类型是稳定型心绞痛。

考点2★★★ 稳定型心绞痛

1. 临床表现

①部位：胸骨体后，可波及心前区，常放射至左肩、左臂内侧达无名指和小指，或至颈、咽或下颌部。

②性质：常为压迫、发闷或紧缩性，偶伴濒死的恐惧感觉。

③诱因：由体力劳动或情绪激动所诱发。

④持续时间：多为 3 ～ 5 分钟，很少超过半小时。

⑤缓解方式：停止原来诱发症状的活动后即可缓解；舌下含用硝酸甘油等硝酸酯类药物也能在几分钟内缓解。

2. 药物治疗

（1）缓解症状并改善缺血的药物

①使用短效硝酸甘油缓解和预防心痛急性发作。

②使用 β 受体阻断剂并逐步增加至最大耐受剂量，剂型和剂量应能持续 24 小时抗心肌缺血。

③当不能耐受 β 受体阻断剂或 β 受体阻断剂作为

初始治疗而用药效果不满意时，可使用 CCB、长效硝酸酯类或尼可地尔作为减轻症状的治疗药物。

④当 β 受体阻断剂作为初始治疗而用药效果不满意时，联用长效二氢吡啶类 CCB 或长效硝酸酯类药物；

⑤合并高血压的冠心病患者可应用长效 CCB 作为初始治疗药物。

⑥当使用长效 CCB 单一治疗或联合 β 受体阻断剂治疗效果不理想时，将长效 CCB 换用或加用长效硝酸酯类药物或尼可地尔，但使用硝酸酯类应注意避免发生耐药性。

⑦可以使用代谢类药物曲美他嗪作为辅助治疗或作为传统治疗药物不能耐受时的替代治疗。

（2）预防心肌梗死并改善预后的药物：可改善稳定型冠心病患者的预后，预防心肌梗死甚至心源性猝死等不良心血管事件的发生。包括抗血小板药物（阿司匹林、氯吡格雷、替格瑞洛）、调脂药物（他汀类）、β 受体阻断剂和 ACEI 或 ARB。

治疗建议：

①如无禁忌（如胃肠道活动性出血、阿司匹林过敏或不耐受），均应接受阿司匹林治疗。

②所有冠心病患者均应接受他汀类药物治疗。

③所有合并糖尿病、心力衰竭、左心室收缩功能不全、高血压、心肌梗死后左心室功能不全的患者，优先使用 ACEI。

④心肌梗死后稳定型心绞痛或心力衰竭患者使用 β 受体阻断剂。

⑤阿司匹林不耐受的患者，使用氯吡格雷作为替代治疗。

⑥糖尿病或代谢综合征合并低 HDL-C 和高甘油三酯血症的患者接受贝特类或烟酸类药物治疗。

3. 血管重建治疗　需要根据冠状动脉病变情况和患者对手术的耐受程度及患者意愿等因素综合考虑，可以选择经皮冠状动脉介入治疗或冠状动脉旁路移植术。

考点3 ★★　急性冠状动脉综合征

急性冠状动脉综合征（ACS）是一组由急性心肌缺血引起的临床综合征。

1. 临床表现　胸部不适的性质与典型的稳定型心绞痛相似，通常程度更重，持续时间更长，可达数十分钟，甚至更长，胸痛在休息时也可发生。

2. 治疗

（1）治疗原则：即刻缓解缺血和预防严重不良后果。

（2）一般治疗：卧床休息、镇静、吸氧。

（3）药物治疗

1）抗心肌缺血药物：硝酸甘油＋β受体阻断剂＋CCB类。

2）抗血小板治疗：阿司匹林＋氯吡格雷。

3）抗凝治疗：①普通肝素。逐渐停用肝素，否则可能会发生缺血症状反跳。②低分子肝素包括依诺肝素、达肝素和那曲肝素等。③磺达肝癸钠机制为选择性Xa因子间接抑制剂，优势为不仅能有效减少心血管事件，而且大大降低出血风险。④比伐卢定机制为直接并特异性抑制Ⅱa因子活性，可预防接触性血栓形成，作用特点为可逆而短暂、出血事件的发生率降低。

考点4 ★　用药注意事项与患者教育

在正常人群中预防冠心病属一级预防；已有冠心病者还应预防再次梗死和其他心血管事件称之为二级预防。

1. 一级预防

（1）生活方式干预。

（2）血脂异常干预：LDL-C 是降脂治疗的首要目标，首选他汀类药物。

（3）血糖监测与控制：二甲双胍或阿卡波糖。

（4）血压监测与控制：18 岁以上健康成人至少每 2 年监测血压 1 次，35 岁以上成人至少每年监测 1 次。

2. 二级预防　ABCDE 方案：A——阿司匹林和 ACEI；B——β 受体阻断剂；C——控制胆固醇和戒烟；D——控制饮食和糖尿病；E——健康教育和运动。

3. 患者教育

（1）保持健康生活方式，患者及危险因素者规律服药，监测危险因素。

（2）祛除诱因。

（3）一旦怀疑急性冠心病发作应立即嚼服阿司匹林 300mg，舌下用硝酸酯类；打急救电话 120。

（4）首次使用抗血小板聚集药物及抗凝药时，应密切监测出血症状，如皮下出现点、大便潜血等。

第三节　血脂异常

考点 1 ★★　血脂异常简述

1. 分类　我国的高脂血症简易临床分型：高胆固醇血症——TC 高；高甘油三酯血症——TG 高混合型高脂血症——TG、TC 都高；高密度脂蛋白胆固醇低——HDL 低。

中国血脂水平分层标准 [mmol/L (mg/dL)]

	TC	LDL–C	HDL–C	TG
合适范围	< 5.18(200)	< 3.37(130)	—	< 1.76(150)
边缘升高	5.18 ～ 6.18 (200 ～ 239)	3.37 ～ 4.13 (130 ～ 159)	—	1.76 ～ 2.26 (150 ～ 199)
升高	≥ 6.19(240)	≥ 4.14(160)	—	≥ 2.27(200)
降低	—	—	< 1.04(40)	—

2. 心血管危险评估 综合评估心血管病的发病危险，将人群进行血脂异常危险分层；危险性越高，则调脂治疗应越积极。

血脂异常危险分层方案 [mmol/L (mg/dL)]

危险分层	TC 或 LDL–C 边缘升高	TC 或 LDL–C 升高
无高血压，且其他危险因素数 < 3	低危	低危
高血压，或其他危险因素数 ≥ 3	低危	中危
高血压，且其他危险因素数 ≥ 1	中危	高危
冠心病，及其等危症	高危	高危
ACS，或冠心病合并糖尿病	极高危	极高危

考点 2 ★★★ 　血脂异常的治疗

1. 调脂目标值

LDL-C/ 非 HDL-C 治疗目标值 [mmol/L（mg/dL）]

危险等级	LDL-C	非 HDL-C
低危、中危	< 3.4（130）	< 4.1（160）
高危	< 2.6（100）	< 3.4（130）
极高危	< 1.8（70）	< 2.6（100）

2. 药物治疗

（1）主要降低胆固醇的药物：①HMG-CoA 还原酶抑制剂，如他汀类药物。②胆固醇吸收抑制剂，如依折麦布。③普罗布考，如高胆固醇血症。④胆酸螯合剂，如考来烯胺、考来替泊。⑤依洛尤单抗。

（2）主要降低 TG 的药物：①贝特类，如吉非贝齐、苯扎贝特、非诺贝特、氯贝丁酯。②烟酸类，如烟酸、阿昔莫司。

（3）药物联合应用是血脂异常干预措施的趋势，能提高血脂控制达标率，降低不良反应发生率。

①他汀类与依折麦布联合应用同时影响胆固醇的合成和吸收，可产生良好协同作用。

②他汀类与贝特类联合应用能有效降低 LDL-C 和 TG 水平，升高 HDL-C 水平。

③他汀类与 PCSK9 抑制剂联合应用已成为欧美国家治疗家族性高胆固醇血症患者的主要方式。

④他汀类与 ω-3 脂肪酸制剂联合应用可用于治疗混合型高脂血症。

3. 特殊人群血脂异常的管理

（1）糖尿病：应根据心血管疾病危险程度确定 LDL-C

目标水平。40 岁及以上糖尿病患者血清 LDL-C 水平应控制在 2.6mmol/L 以下，保持 HDL-C 目标值在 1.0mmol/L 以上。

（2）高血压：根据不同危险程度确定高血压合并血脂异常者的调脂目标，建议中等危险的高血压患者均应启动他汀类治疗。

（3）代谢综合征：血脂控制目标是 LDL-C < 2.6mmol/L。

（4）脑卒中：推荐给予他汀类药物长期治疗，调脂目标值为 LDL-C < 1.8mmol/L。

考点 3 ★★　用药注意事项与患者教育

高脂血症、动脉硬化或糖尿病等心脑血管疾病的高危患者，需要在医生的指导下长期甚至终生接受调脂治疗。

1. 用药注意事项

（1）他汀类药物多数需要晚间或睡前服用；阿托伐他汀与瑞舒伐他汀可每天固定一个时间服用。

（2）避免辛伐他汀、洛伐他汀与大环内酯类抗菌药物素同用。

（3）监测血脂、肌酸激酶、肝功能、肾功能。

2. 患者教育

（1）增加有规律的体力活动，控制体重，保持合适的 BMI。

（2）饮食中减少饱和脂肪酸摄入和胆固醇摄入，戒烟和限制饮酒。

第四节 心力衰竭

考点1★★ 心力衰竭简述

1. 概述 心力衰竭（HF）是各种心脏结构或功能性疾病导致心室充盈和（或）射血功能受损，心排血量不能满足机体组织代谢需要，以肺循环和（或）体循环淤血，器官、组织血液灌注不足为临床表现的一组综合征。

2. 临床表现与分级

（1）左心衰竭：以肺循环淤血及心排血量降低为主要表现——喘为主，"心源性哮喘""粉红色泡沫样痰"。

（2）右心衰竭：以体循环淤血为主要表现——肿为主，"颈静脉怒张、肝大、下肢凹陷性水肿"。

（3）心力衰竭分级：①Ⅰ级为心脏病患者日常活动量不受限制，一般活动不引起乏力、呼吸困难等心衰症状。②Ⅱ级为心脏病患者体力活动轻度受限，休息时无自觉症状，一般活动下可出现心衰症状。③Ⅲ级为心脏病患者体力活动明显受限，低于平时一般活动即引起心衰症状。④Ⅳ级为心脏病患者不能从事任何体力活动，休息状态下也存在心衰症状，活动后加重。

3. 预防

（1）心力衰竭危险因素的干预

①高血压：长期有效控制血压可以使心力衰竭风险降低50%，血压应控制在130/80mmHg以下。

②血脂异常：进行调脂治疗以降低心力衰竭发生的风险，推荐使用他汀类药物预防心力衰竭。

③糖尿病：是心力衰竭发生的独立危险因素。卡格列净、达格列净和恩格列净能够降低心血管高危风险的2

型糖尿病患者的死亡率和心力衰竭住院率。

④其他危险因素：对肥胖、糖代谢异常的控制也有助于预防心力衰竭发生；戒烟和限酒亦有助于预防或延缓心力衰竭的发生。

（2）无症状性左心室收缩功能障碍的干预：推荐使用 ACEI 和 β 受体阻断剂以预防和延缓心力衰竭发生，延长寿命；对不能耐受 ACEI 的患者，推荐 ARB；在急性心肌梗死后尽早使用 ACEI/ARB、β 受体阻断剂和醛固酮受体阻断剂，特别是存在左心室收缩功能障碍的患者，可降低心力衰竭住院率和死亡率；稳定型冠心病患者可考虑使用 ACEI 预防或延缓心力衰竭发生。

考点 2★★★　药物治疗

1. 利尿剂　利尿是基础，适量应用至关重要——防低钾。①袢利尿剂。②噻嗪类利尿剂：轻度心力衰竭可首选，常与保钾利尿药合用。③保钾利尿剂：氨苯蝶啶、阿米洛利。

2. ACEI 或 ARB

3. 血管紧张素受体—脑啡肽酶抑制剂（ARNI）　有 ARB 和脑啡肽酶（NEP）抑制双重作用，代表药物是沙库巴曲缬沙坦，可以用于 NYHA 心功能 Ⅱ～Ⅲ 级、有症状的心力衰竭患者。

4. β 受体阻断剂　必用，可延缓疾病进展，改善心肌重构，防猝死。用药注意：①从极低剂量开始。②治疗前和治疗期间患者必须体重恒定，已无明显液体潴留，利尿剂已维持在最合适剂量。③确定剂量。

5. 醛固酮受体阻断剂　螺内酯、依普利酮。

6. 伊伐布雷定　通过特异性抑制心脏窦房结起博电流而减慢心率，用于 NYHA 心功能 Ⅱ～Ⅳ 级、左心室射

血分数 ≤ 35% 的窦性心律患者。

7. 强心苷类药物 地高辛，常以每日 0.125 ～ 0.25mg 起始并维持。

8. 左西孟旦 钙增敏剂，新型正性肌力药，在中至重度急性失代偿性左心衰竭且对利尿剂和血管扩张剂反应不佳的患者中应用左西孟旦可以获益。

9. 奈西利肽 重组人脑利钠肽，有利钠、利尿和扩血管作用。

考点 3 ★★ 用药注意事项与患者教育

1. 用药注意事项

（1）应当坚持长期使用足够剂量的 ACEI 和 β 受体阻断剂，除非患者不能耐受。

（2）开始治疗后数日，应监测血钾和肌酐，病情稳定后，可延长监测时间至数周或数月 1 次。

（3）强心苷类中毒及其处理

1）中毒表现：①心脏毒性反应为室性期前收缩（二联律），房室传导阻滞多见，室速、室颤严重。②神经系统反应为雾视、黄视、绿视等视觉障碍，是特殊中毒先兆。③胃肠反应为恶心、呕吐，为早期中毒先兆。

2）中毒的处理：立即停药，对抗中毒表现。

2. 患者教育

（1）了解心力衰竭知识，尽早发现心力衰竭恶化的症状及应对处理。

（2）日常体重监测：能简便直观地反映患者体液潴留情况及利尿剂疗效，帮助指导调整治疗方案。

（3）饮食管理：低盐。

（4）休息与活动急性期或病情不稳定者应限制体力活动，卧床休息。

第五节　心房颤动

考点1★★★　临床基础

1. 概述　心房颤动（AF）是一种常见的心律失常，是指规则有序的心房电活动丧失，代之以快速无序的颤动波。房颤可致心室律（率）紊乱、心功能受损和心房附壁血栓形成。

2. 房颤分类　①阵发性房颤：持续时间≤7天，能自行终止。②持续性房颤：持续时间＞7天，非自限性。③长程持续性房颤：持续时间≥1年，患者有转复愿望。④永久性房颤：持续时间＞1年，不能终止或终止后又复发，患者无转复愿望。

3. 临床表现　心室率异常是产生症状的主要原因。心悸、乏力、胸闷、运动耐量下降是房颤最常见的临床症状。

房颤引起心房功能下降，心排出量可下降。房颤并发左心房附壁血栓易引起动脉栓塞，其中以脑栓塞最常见，是本病致残和致死的重要原因。

考点2★★★　心房颤动治疗

1. 卒中预防

（1）对房颤患者血栓栓塞和抗凝出血危险进行评估。

（2）抗凝、抗血小板治疗：①华法林——首选；不建议阿司匹林与华法林联合应用，因其抗凝作用并不优于单独应用华法林，而出血的危险却明显增加。②抗血小板药——效果不明显。③新型抗凝药物——在房颤患者预防栓塞方面的疗效相当于华法林，出血发生率低，可作为华法林的替代药物。

2. 心室率控制　控制心室率的药物包括 β 受体阻断剂、钙通道阻滞剂或地高辛。对于房颤伴快速心室率、药物治疗无效者，可施行房室结消融＋永久性心脏起搏器植入。

3. 节律控制　尝试恢复并且维持窦性心律，即在适当抗凝和心室率控制的基础上进行包括心脏复律、抗心律失常药物治疗（普罗帕酮和胺碘酮）和（或）导管射频消融治疗，节律控制适用于经充分心室率控制治疗后仍有症状的房颤患者。

4. 用药注意事项与患者教育

（1）告知患者抗凝治疗的风险，注意避免外伤，尽量不要同时应用其他抗血栓药物；定期检测 INR；高血压患者在抗凝治疗期间必须严格控制血压，华法林主要不良反应是各种各样的出血表现。

（2）掌握药物剂量，按时服药。

（3）了解药物及事物对华法林疗效的影响。

第六节　深静脉血栓形成

考点 1 ★★　临床基础

1. 概述　深静脉血栓形成（DVT）是指血液在深静脉内不正常凝结引起的病症，多发生于下肢，血栓脱落可引起肺栓塞。

2. 临床表现　患肢肿胀、疼痛，活动后加重，抬高患肢可好转。

考点2★★ 治疗

1.DVT 的早期治疗

（1）抗凝治疗：可抑制血栓蔓延，利于血栓自溶和管腔再通。抗凝药物有普通肝素、低分子肝素、维生素 K 拮抗剂、直接 Xa 因子抑制剂（利伐沙班）和直接 IIa 因子抑制剂（达比加群酯）。

（2）溶栓治疗

①溶栓药物：尿激酶最常用，起效快、效果好、过敏反应少。新型溶栓药物包括瑞替普酶和替奈普酶，溶栓效果好、单次给药有效，半衰期长。

②适应证：急性期近端 DVT；全身状况好；预期生命＞1 年和低出血并发症的危险。

③禁忌证：溶栓药物过敏；近期（2～4 周内）有活动性出血；近期接受过大手术；近期有严重的外伤；严重而难以控制的高血压；严重的肝、肾功能不全；细菌性心内膜炎；出血性或缺血性脑卒中病史者；动脉瘤、主动脉夹层、动静脉畸形患者；年龄＞75 岁和妊娠者慎用。

④溶栓方法：包括导管接触性溶栓和系统性溶栓。

2.DVT 的慢性期治疗

（1）抗凝治疗：时间根据 DVT 发生的原因、部位及有无肿瘤等情况，DVT 的长期抗凝时间不同。一般 3 个月或更长。

（2）强度及药物选择：华法林、利伐沙班、达比加群酯等预防 DVT 复发有效。

3. 用药注意事项与患者教育

（1）食物、环境等很多因素会影响华法林的疗效。

（2）个体对华法林反应变异性较大，剂量需要根据 INR 进行个体化调整，每周 2～3 次监测 INR，稳定后每个月监测一次。

（3）使用普通肝素或低分子肝素抗凝治疗时宜选择皮下注射，应避免肌内注射，以防止形成血肿。

（4）间断检查血常规、粪隐血、尿常规，并注意皮肤黏膜的出血、瘀血和咯血等情况。

第八章　神经精神系统常见疾病

第一节　缺血性脑血管病

考点1★　临床表现与诊断

1.短暂性脑缺血发作（TIA）

（1）起病突然。

（2）临床表现取决于受累血管的分布，症状多样。

（3）持续时间短暂，一般 10 ～ 15 分钟，多在小时内，最长不超过 1 天。

（4）恢复完全，不遗留神经功能缺损体征。

（5）多数病例在就诊前有反复发作病史。

（6）检查：颈动脉超声常可显示动脉硬化斑块。

2.缺血性脑卒中

（1）起病情况：多于静息时（如夜间）急性起病，部分病例在发病前可有 TIA 发作。病情多在数小时或几天内达到高峰，部分患者症状可进行性加重或波动。

（2）临床表现：表现为局灶性神经功能缺损的症状和体征，如偏瘫、偏身感觉障碍、失语、共济失调等，部分可有头痛、呕吐、昏迷等全脑症状。

（3）检查：脑的影像学检查可以直观地显示缺血性脑卒中的范围、部位、血管分布，有无出血、陈旧和新鲜梗死灶等。

（4）诊断标准：①急性起病。②局灶性神经功能缺损征象［一侧面部和（或）肢体无力/麻木、语言障碍

等]，少数为全面性神经功能缺损征象。③影像学出现责任病灶或症状 / 体征持续 24 小时以上。④排除非血管性病因。⑤ CT/MRI 排除脑出血。

考点 2 ★★　治疗

1. 二级预防　有效的二级预防是减少缺血性脑卒中及 TIA 患者死亡率、复发率和致残率的重要手段。

（1）危险因素控制：应积极控制可预防的危险因素如高血压、血脂异常、糖尿病、吸烟、阻塞性睡眠呼吸暂停低通气综合征、高同型半胱氨酸血症等，以减少脑血管病的发生或复发。

（2）抗血小板聚集药物：为首选；首选阿司匹林，次选氯吡格雷。

（3）抗凝药物：不作常规治疗，建议选用华法林治疗。

2. 缺血性脑卒中急性期治疗

（1）一般治疗：必要时吸氧，控制血压、血糖及体温在正常水平。

（2）特异性治疗

①溶栓（阿替普酶，3 小时内）、对症（降颅压）；急性缺血性脑卒中溶栓治疗的时间窗非常短暂（3 小时），没有禁忌证者应予溶栓治疗，极大降低致残率。

②抗血小板治疗：对于不符合静脉溶栓或血管内取栓适应证且无禁忌证的缺血性脑卒中患者，应在发病后尽早给予口服阿司匹林 150 ～ 300mg/d 治疗。

③抗凝治疗：充分沟通后谨慎选择使用抗凝药物。

④降纤治疗：高纤维蛋白原血症者可选用降纤治疗，药物包括降纤酶、巴曲酶、蚓激酶、蕲蛇酶等。

⑤扩容治疗：对于低血压或脑血流低灌注所致的缺血性脑卒中亚型可考虑扩容治疗。

⑥神经保护与改善脑循环：丁苯酞、胞二磷胆碱、尼莫地平等。

⑦脑水肿与颅内压增高：甘露醇和高张盐水可明显减轻脑水肿、降低颅内压，减少脑疝的发生风险，必要时也可选用甘油果糖或呋塞米。

⑧中药治疗：丹参、川芎嗪、三七、葛根素、银杏叶制剂等单药或多药联合应用可以发挥抑制血小板聚集、抗凝、改善脑血流、降低血液黏滞度等作用。

3. 用药注意事项与患者教育

（1）预防胜于治疗：①一级预防指未发生卒中前预防卒中的发生；健康生活方式＋他汀类与小剂量阿司匹林。②二级预防指发生卒中后预防复发。

（2）合理膳食、适量运动、戒烟限酒，控制血压、血脂和血糖。

（3）合理使用抗栓药物，规范应用抗血小板、抗凝药物。

（4）积极治疗其他伴随疾病：如冠心病、血管狭窄、阻塞性睡眠呼吸暂停低通气综合征、高尿酸血症等。

（5）TIA可能就是脑梗死发生的先兆，应及时就诊。迅速识别疑似脑卒中患者并尽快送到医院。

（6）卒中后3小时内溶栓可以很好地避免脑血栓后遗症，对于高风险人群应有预案，寻找30分钟车程内有开展溶栓治疗的"24小时/7天"医疗机构。

第二节　　出血性脑血管病

考点1★　　出血性脑血管病概述

1. 概述　　出血性脑血管病包括脑出血（ICH）和蛛网

膜下腔出血（SAH）。

2. 脑出血

（1）常见病因：高血压、脑血管畸形、动脉瘤、血液病、脑淀粉样血管病、梗死后出血、抗凝或溶栓治疗等均为常见病因。诱因可有剧烈的运动或情绪波动、用力排便、饱餐、饮酒等。

（2）临床表现：可突发出现局灶性神经功能缺损症状，常有头痛、呕吐，可伴血压增高、意识障碍和脑膜刺激征。临床表现的轻重取决于出血量和出血部位。

2. 原发性蛛网膜下腔出血

（1）常见病因：颅内动脉瘤（50%～85%）是首要病因，其次为脑血管畸形、高血压、动脉硬化。危险因素包括女性、高血压、吸烟、过量饮酒。诱因为情绪激动、剧烈运动、用力排便咳嗽、饮酒等。

（2）临床表现：多在激动或用力等情况下急骤发病；主要表现为突发剧烈头痛，持续不能缓解或进行性加重。

考点 2 ★★　出血性脑血管病治疗

1. 检查　头颅 CT 为首选方法。

2. 内科治疗

（1）一般治疗。

（2）降低颅内压：防脑疝，以高渗脱水药为主，如甘露醇。

（3）控制血压

1）脑出血：不急于降血压，应先降颅内压，再据血压情况决定是否降血压治疗。

①血压 ≥ 200/110mmHg 时，在降颅压的同时可慎重平稳降血压治疗，使血压维持在略高于发病前水平或 180/105mmHg 左右；收缩压 < 165mmHg 或舒张压

< 95mmHg，不需降血压治疗。

②血压过低应升压治疗，以保持脑灌注压。

2）蛛网膜下腔出血：去除疼痛等诱因后，若收缩压 > 180mmHg，可在血压监测下使血压下降；目标值保持收缩压在 160mmHg 以下可降低再出血风险。

（4）控制血糖。

（5）止血药物：一般不用。

（6）康复治疗。

3. 手术治疗　清除肿块、降低颅内压、挽救生命。

4. 用药注意事项与患者教育

（1）休息与活动：急性期绝对卧床休息，定期翻身，防止压疮，要保持瘫痪肢体功能位，保证患者安静休息。

（2）饮食指导。

（3）避免诱因。

（4）康复指导。

（5）出院指导。

第三节　癫　痫

考点 1★　癫痫临床基础

1. 概述　癫痫发作指脑神经元反复、自限性、过度的和（或）超同步化电发放，导致一过性神经功能障碍表现，可由多种病因引起。

2. 病因　①婴幼儿：围生期损伤、热性惊厥、中枢神经系统感染、原发性癫痫、先天性代谢异常等。②老年人：脑血管病、脑肿瘤（原发、转移）、阿尔茨海默病等。③其他发病因素：颅脑外伤、代谢性脑病（肝、肾功能衰竭，低血糖，电解质紊乱）、脑寄生虫病。

3. 临床表现 短时、刻板和反复发作。

4. 分类 局灶性起源、全面性起源、未知起源。

考点2★★ 癫痫治疗

1. 一般治疗原则 ①遵循单用药原则：选择适当的单药治疗，50%～70%的癫痫患者能够完全控制发作，其优势在于减少药物不良反应并有更好的耐受性。②小剂量起始，滴定增量，长期规律用药：每次用药间隔时间应短于其半衰期，用药时间超过5个半衰期才能达到稳定浓度，发挥最大疗效。③终止用药：逐渐停药，停药的过程为半年至一年。

2. 治疗药物

（1）常用口服抗癫痫药物：①传统抗癫痫药物为卡马西平、丙戊酸钠、苯妥英钠等。②新型抗癫痫药物为奥卡西平、托吡酯、拉莫三嗪、左乙拉西坦等。

抗癫痫药物的选择

癫痫类型	首选药物
持续状态	地西泮静脉注射
大发作	苯妥英钠
小发作	乙琥胺
大发作＋小发作（混合型）	丙戊酸钠
精神运动发作	卡马西平
三叉神经痛	

3. 癫痫持续状态的治疗 ①评估与支持治疗。②采用静脉用苯二氮䓬类药物进行初始治疗。③使用非苯二氮䓬类抗癫痫药物进行紧急治疗，静脉用药优先。对于难治性癫痫持续状态，亦可采用持续泵入丙泊酚。对癫痫持

续状态的患者紧急处理如下：仰卧位，头偏向一侧；注意心搏、呼吸情况；院前处理肌注 10mg 咪达唑仑；入院治疗；积极发现和处理诱因和病因。

4. 外科治疗 药物难治性癫痫和病变相关性癫痫。

5. 用药注意事项与患者教育

（1）开始用药前应做脑电图、血常规及肝肾功能、血电解质检查，治疗过程中应定期随访。

（2）定期复查脑电图、血常规及肝肾功能、血电解质。

（3）特殊人群：育龄期妇女酌情选用卡马西平、拉莫三嗪；孕前 3 个月和孕初 3 个月每日加用叶酸 5mg；肝功能损害者慎用丙戊酸钠；肾功能异常者酌减药物用量；过敏体质患者慎用卡马西平、奥卡西平、拉莫三嗪等。

（4）癫痫诱发因素要避免。生活规律、适度运动，避免情绪剧烈波动以及熬夜、饮酒、疲劳。

（5）驾驶需谨慎。药物治疗方案稳定至少 3 个月、无癫痫发作至少 3 个月，方可考虑驾车出行。

（6）擅自停药很可怕。

第四节 帕金森病

考点1★ 帕金森简述

1. 概述 帕金森病（PD），也称震颤麻痹，是一种常见的中老年神经系统变性疾病，该病由黑质、苍白球、纹状体和蓝斑处多巴胺能神经元变性、脑内多巴胺含量显著减少、与胆碱能系统不平衡所致。

2. 临床表现

（1）震颤。

（2）肌强直。

（3）运动迟缓和步态异常。

（4）平衡障碍。

（5）非运动症状：如便秘、血压低、嗅觉丧失，出现认知损害、抑郁、睡眠障碍、麻木、疼痛、不宁腿综合征等，严重影响生活质量。

（6）随着疾病进展，日常生活能力显著丧失而严重致残。

考点2★★★　帕金森病的治疗

1.药物治疗原则　疾病早期鼓励社会参与和医学体疗，可适当暂缓用药；如疾病影响患者的日常生活和工作能力，则应开始症状性治疗。

2.常用 PD 治疗药物

（1）抗胆碱药：苯海索。

（2）促多巴胺释放药：金刚烷胺。

（3）多巴胺受体激动剂：普拉克索。

（4）MAO–B 抑制剂：司来吉兰。

（5）COMT 抑制剂：恩托卡朋。

（6）复方左旋多巴：苄丝肼＋左旋多巴、卡比多巴＋左旋多巴。

3.治疗药物选择

（1）早期帕金森病的药物治疗采用优化的小剂量多种药物联合应用。①非麦角类选择性多巴胺受体激动剂。② MAO–B 抑制剂。③金刚烷胺。④复方左旋多巴。⑤复方左旋多巴 +COMT 抑制剂。对于震颤明显而其他抗帕金森病药物疗效欠佳的情况下，可选用抗胆碱药，如苯海索。

（2）非药物治疗：康复与心理治疗；手术治疗。

4.用药注意事项与患者教育

（1）关注疾病早期表现：有震颤、行动迟缓表现应提高警惕。

（2）治疗的必要性。

（3）预防。①一级预防：避免接触杀虫剂、锰、一氧化碳等；防止脑动脉硬化，治疗高血压、糖尿病和高脂血症；避免或减少应用奋乃静、利血平、氯丙嗪等药物。②二级预防：早期发现、早期诊断、早期治疗。③三级预防：运动可防止和推迟关节强直和肢体挛缩，注意直立性低血压，晚期卧床患者防止关节挛缩、压疮、坠积性肺炎。

（4）生活方式指导：饮食营养均衡；坚持适当运动；避免跌倒、动作平缓；不宜驾车；养成良好睡眠习惯；保持心情愉悦。

第五节　痴　呆

考点1★　临床基础

1. 概述　痴呆是由多种病因引起的脑功能损害的一种临床综合征。痴呆根据病因分为：①阿尔茨海默病（AD）：是最常见的痴呆。②血管性痴呆（VD）：是第二位痴呆常见病因。

2. 临床表现　记忆力逐渐下降，不能记住新的信息，大脑记忆形成脑区的功能异常。

考点2★★　治疗

1. 治疗原则　通过加强认知功能、情绪干预和行为治疗，最大限度地维持 AD 患者的功能状态。

2. 改善认知功能的药物治疗

（1）胆碱酯酶抑制剂：①多奈哌齐——用于轻至重

度 AD 患者。②卡巴拉汀——用于 AD 和帕金森病的轻至中度痴呆患者。③加兰他敏——用于早期 AD 患者。

（2）美金刚［N- 甲基天门冬氨酸受体（NMDA）拮抗剂］：美金刚单药或与多奈哌齐合用对中至重度 AD 患者有一定疗效。

3. 用药注意事项与患者教育

（1）避免使用抗胆碱能药物（如颠茄、苯海拉明、羟嗪片、奥昔布宁、三环类抗抑郁药、氯氮䓬、硫利达嗪）。

（2）卡巴拉汀需要于早晨和晚上与食物同服，漏服时，尽快补上，但若接近下次服药时间，则无须补服。

（3）美金刚避免与金刚烷胺、氯胺酮和右美沙芬同时使用。

（4）对痴呆患者的照顾和调整日常生活方式非常重要。

第六节　焦虑障碍

考点 1 ★★　焦虑症简述

1. 病因与发病机制　焦虑障碍有家族聚集性，有某种程度的遗传性。个体环境因素对焦虑障碍的起病非常重要，社交焦虑障碍可能与童年时期父母的冷漠忽视或过度保护有关。

2. 临床表现　主要表现为焦虑的情绪体验、自主神经功能失调及运动性不安。临床上常见的有广泛性焦虑障碍、社交焦虑障碍、惊恐障碍等。

考点 2 ★★　焦虑症的治疗

1. 药物治疗　临床上根据药物受体分为：抗焦虑药

物（苯二氮䓬类药物、5-HT$_{1A}$受体部分激动剂）和有抗焦虑作用的药物［选择性5-羟色胺再摄取抑制剂（SSRIs）、5-羟色胺和去甲肾上腺素再摄取抑制剂（SNRIs）、去甲肾上腺素及特异性5-羟色胺能抗抑郁药（NaSSAs）、三环类抗抑郁药（TCAs）、单胺氧化酶抑制剂（MAOIs）、可逆性单胺氧化酶A抑制剂（RIMAs）］。

（1）苯二氮䓬类：药物起效快，抗焦虑作用强，对急性期焦虑患者可考虑短期使用，一般治疗时间不超过2～3周；轻症病例可以间断应用。药物有：阿普唑仑、劳拉西泮、艾司唑仑、地西泮、氯硝西泮。主要不良反应为易产生耐药性，长期用药产生依赖性；停药引起症状复发或戒断症状。

（2）5-HT$_{1A}$受体部分激动剂：临床常用为丁螺环酮、坦度螺酮。优点为镇静作用轻，较少引起运动障碍，无呼吸抑制，对认知功能影响小；但起效相对较慢，2～4周，个别需要6～7周，持续治疗可增加疗效。

（3）三环类药物：包括丙米嗪、阿米替林、氯米帕明、多塞平及四环类马普替林；禁与单胺氧化酶抑制剂联用。

（4）选择性5-羟色胺再摄取抑制剂：包括氟西汀、帕罗西汀、舍曲林、氟伏沙明、西酞普兰、艾司西酞普兰等。尤其适用于老年人。

（5）5-羟色胺和去甲肾上腺素再摄取抑制剂：文拉法辛、度洛西汀。

2. 非药物治疗　心理治疗和电痉挛休克治疗。

3. 用药注意事项与患者教育

（1）治疗期间密切观察病情变化和不良反应。向患方告知药物作用、疗程、可能发生的不良反应。

（2）长期用药时应定期监测血常规、肝肾功能。

（3）如果妊娠或哺乳期间接受药物治疗，必须权衡胎儿和婴儿暴露于药物的风险与母亲不用药的潜在风险。

（4）注意苯二氮䓬类药物的依赖性与不良反应（如反跳性失眠、记忆受损和戒断综合征），尤其是老年人由于躯体功能受损，容易跌倒，应避免长期使用。

（5）应尽可能单一用药，足量、足疗程治疗。

（6）焦虑药物能引起嗜睡，在从事驾驶、仪器操作或其他需要集中精神才能完成的操作时应谨慎使用，以免发生事故。

（7）抗焦虑药物不能过量使用，应避免与酒精或其他能引起嗜睡作用的药物合用。

（8）需要在医生的指导下调整抗焦虑药物剂量，由于存在症状反跳和戒断综合征的风险，这类药物不能突然停止使用。

（9）家人或看护人员要警惕患者出现行为异常、病情恶化或自杀倾向。一旦出现，应立即就诊。

第七节　抑郁症

考点1★★　抑郁症

1. 病因　遗传、生物化学、心理、社会和环境等多种因素有关。

2. 临床表现

（1）心境低落。

（2）思维迟缓。

（3）认知功能损害。

（4）意志活动减退。

（5）躯体症状。

3. 药物治疗

（1）三环类抗抑郁药：包括丙米嗪、阿米替林；不良反应较多，有抗胆碱能、心血管和镇静等不良反应，常见的有口干、便秘、视力模糊、排尿困难、心动过速等。

（2）单胺氧化酶抑制剂：有苯乙肼、环苯丙胺等；由于会引起肝实质损害，且与富含酪胺的食物合用时可发生高血压危象，目前已极少使用。

（3）选择性 5- 羟色胺再摄取抑制剂：有氟西汀、帕罗西汀、舍曲林、氟伏沙明等；SSRIs 类药物具有抗抑郁和焦虑的双重作用；可用于各种抑郁症，包括轻至重度抑郁症、双向情感性精神障碍抑郁相等；常见的不良反应有恶心、呕吐、厌食、便秘、腹泻、口干、震颤、失眠、焦虑及性功能障碍，偶尔出现皮疹，少数患者能诱发狂躁。

（4）5-HT 与 NE 再摄取抑制剂：代表药物为文拉法辛和度洛西汀；用于抑郁症和广泛性焦虑症，对 SSRIs 无效的严重抑郁症患者也有效；SNRIs 均可诱发狂躁发作，不能与 MAOIs 合用。

（5）去甲肾上腺素和特异性 5- 羟色胺：代表药物为米氮平；较少发生与 5-HT 相关的不良反应，如焦虑、失眠、恶心、呕吐、头痛和性功能障碍；米氮平适用于各种抑郁症的急性期及维持期治疗，特别是治疗伴有睡眠障碍或焦虑障碍的抑郁症、伴有焦虑激越或焦虑躯体化的抑郁症患者。

4. 用药注意事项与患者教育

（1）诊断明确后应尽早治疗，避免造成病程慢性化，药物治疗需个体化。

（2）初始用药逐渐加量，尽可能采用最小有效剂量。换药或停用也需逐渐减量，避免症状反跳或出现戒断综合征。多数抗抑郁药在开始用药后的 2 周内开始起效，但通常需要4～6周才产生充分效果。

（3）开始使用某种抗抑郁药时可能出现一些轻度不良反应，如感到紧张或焦躁不安、睡眠困难、疲倦感、头痛、恶心等，应尝试坚持持续使用该药数周。当机体习惯这种药物后，这些轻度不良反应往往会消退。

（4）尽可能单一用药、足量、足疗程治疗。急性期治疗至少3个月；其中症状完全消失者进入巩固期治疗4～9个月。复发病例在巩固期后视复发次数和频度还应进行1～5年的维持期治疗。

（5）从事驾驶、精密仪器操作或其他需要集中精神才能完成的工作时应谨慎用药。

第八节　失眠症

考点1★★★　失眠症

1. 病因　心理、环境、睡眠节律改变、日常生活因素、药物和疾病因素。

2. 临床表现　①入睡困难。②睡眠维持障碍，易醒。③早醒。④睡眠质量差，次日晨醒后仍困倦，无精力恢复感。

3. 治疗

（1）非药物治疗：睡眠卫生教育、放松治疗和行为治疗

（2）药物治疗：目前临床治疗失眠的药物主要包括苯二氮䓬类受体激动剂（BZRAs）、褪黑素受体激动剂、具有催眠效果的抗抑郁药物。

常用催眠药物

药物	不良反应
苯二氮䓬类药物	
地西泮	跌倒风险 不良反应和成瘾性严重，慎用
三唑仑	
咪达唑仑	
艾司唑仑	
阿普唑仑	
劳拉西泮	
氯硝西泮	
非苯二氮䓬类药物	
唑吡坦	长期和（或）大量使用出现宿醉效应和耐受性增加
佐匹克隆	偶见嗜睡、口苦、口干、肌无力、遗忘、醉态；长期服药后突然停药会出现戒断症状
右佐匹克隆	长期和（或）大量使用出现宿醉效应和耐受性增加
扎来普隆	午夜服用10mg，5.0～6.5小时后无过度镇静作用，对精神运动无明显影响
褪黑素受体激动剂	
雷美尔通	—
阿戈美拉汀	

1）BZRAs：①苯二氮䓬类药物，如地西泮、氯氮䓬、硝西泮、艾司唑仑；不良反应包括日间困倦、头晕、肌张力下降、跌倒和认知功能减退等，老年患者应用时注意跌

倒风险。②非苯二氮䓬类药物，如唑吡坦、佐匹克隆、右佐匹克隆、扎来普隆；仅有单一催眠作用，无肌肉松弛和抗惊厥作用，一般不产生日间困倦，产生药物依赖的风险较传统 BZDs 低，是目前推荐为治疗失眠的一线药物。

2）褪黑素受体激动剂：雷美尔通、阿戈美拉汀；因无依赖性，无戒断症状，已获准长期治疗失眠；阿戈美拉汀具有抗抑郁和催眠双重作用。

3）抗抑郁药物：低剂量的多塞平、选择性 5- 羟色胺再摄取抑制剂、小剂量米氮平、抗抑郁药物与 BZRAs 联合应用，对失眠伴抑郁、焦虑有效。

4. 用药注意事项与患者教育

（1）治疗前向患者及其家属告知药物性质、作用、可能发生的不良反应及对策。

（2）治疗期间密切观察病情变化和不良反应。

（3）长期用药时应定期评估治疗的必要性。

（4）在治疗初期和长期治疗中需要定期监测血常规与肝、肾功能。

（5）助眠药物能引起嗜睡，在从事驾驶、仪器操作或其他需要集中精神才能完成的操作时应谨慎使用，以免发生事故。

（6）助眠药物不能过量使用，应避免与酒精以及其他能引起嗜睡作用的药物合用。

（7）长期应用苯二氮䓬类药物不能突然停止使用，因为存在症状反跳和戒断综合征的风险。

（8）家人要警惕患者出现行为异常、病情恶化或自杀倾向。一旦出现，应立即就诊。

第九章　消化系统常见疾病

第一节　胃食管反流病

考点1★　胃食管反流病简述

1. 概述　胃、十二指肠内容物反流至食管引起不适症状，称非糜烂性胃食管反流病（NERD），引起食管黏膜破损，称反流性食管炎（RE），统称胃食管反流病（GERD）。GERD 是由多种因素造成的消化道动力障碍性疾病。

2. 病因及发病机制　抗反流防御机制和反流物攻击之间失平衡的结果。

（1）抗反流防御机制因素：①餐后一过性下食管括约肌松弛，食物、药物等。②食管自上而下的推进型蠕动能力下降，与增龄相关。③食管黏膜屏障破坏（吸烟、酗酒、药物），神经精神功能障碍者内脏敏感性增高，易发生 NERD。

（2）反流物攻击作用因素：①胃酸和胃蛋白酶是主要因素。②胃酸与胆汁混合性反流常引起更为严重的反流性食管炎。③胃排空减慢可以加重反流。

考点2★　胃食管反流病临床表现

1. 临床表现

（1）典型反流症状：反酸、胃灼热、胸痛。

（2）食管外症状：肺、口咽炎症，出现慢性咳嗽、声嘶、哮喘、咽炎、肺部异物感、口腔溃疡及龋齿等。

2. 并发症

（1）出血。

（2）食管溃疡：反复发生及愈合引起食管远段狭窄。

（3）Barrett 食管：慢性黏膜损害导致食管下段的鳞状上皮由柱状上皮取代，如果活检病理检查有肠上皮化生，则被视为癌前病变。

考点 3 ★　胃食管反流病诊断及治疗

1. 诊断条件　符合以下条件之一，可考虑 GERD：

（1）有典型反流症状而无其他病因。

（2）诊断性抑酸治疗有效 1 ～ 2 周后反流症状消失或减轻。

2. 药物治疗

（1）初始治疗首选 PPI，每日 2 次，约 8 周。

（2）维持治疗根据患者反流症状及食管炎分级选择药物与剂量。需 PPI 长期治疗，qd 或 qod。

考点 4 ★★★　胃食管反流病用药注意事项

1. 应警惕长期服用抑酸剂带来的不良反应，如降低钙吸收，引起骨质疏松和脆性骨折，维生素 B_{12} 和维生素 C 吸收障碍。

2. 抗酸药物不可长期大量使用，通常作为症状发作时的按需治疗，需要长期连续用药时，应定期监测血清电解质水平，特别是对肾功能不全的患者。

3. 为了减少对其他药物吸收的影响，抗酸药与其他药物合用时通常需要间隔 2 小时。

4. 促动力药物的给药时间通常为饭前 15 ～ 30 分钟。

5. 多潘立酮（吗丁啉）可能引起心脏相关风险，建议限制使用。

考点5 ★★ 胃食管反流病患者教育

1. 避免诱发或加重症状的生活方式及药物，控制体重，避免饱餐和餐中饮水、睡前 3 小时内进食；每餐 8 分饱。

2. 餐后散步，不要立即平卧；夜间反流严重者可头侧床脚加高 10 ～ 20cm。

3. 胃食管反流病易反复发作，严重影响患者的生活质量，且可导致并发症出现，应强调足疗程服药对疾病治疗和避免复发 / 并发症的重要性。

4. 治疗期间避免过度紧张与劳累，缓解精神压力，保持愉快的心态和充足的睡眠。

5. 出现报警症状的患者应及时就诊消化内科进行胃镜检查，排除恶性肿瘤，避免因药物治疗减轻症状，掩盖病情，延误诊断。

6. 避免可能加重反流症状的药物，如钙通道阻滞剂、α 受体激动剂、β 受体激动剂、茶碱类、硝酸盐、镇静剂、雌激素。

第二节 消化性溃疡

考点1 ★ 消化性溃疡简述

1. **概述** 消化性溃疡（PU）主要指发生在胃和十二指肠的溃疡，即胃溃疡（GU）和十二指肠溃疡（DU）。

2. **病因及发病机制** PU 是多因素致病，是黏膜攻击因子和防御因子之间失平衡的结果，幽门螺杆菌（Hp）感染、NSAIDs（包括阿司匹林）的广泛应用是引起消化性溃疡最常见的损伤因素，胃酸和（或）胃蛋白酶引起黏膜自身消化亦是导致溃疡形成的损伤因素。

考点2★★★ 消化性溃疡临床表现

1. 典型表现 上腹痛。①慢性病程：病程可达数年至数十年。②复发性：反复发作，常有季节性，常在秋冬及冬春之交发病。③节律性：DU 常表现为饥饿痛、夜间痛或清晨痛；GU 表现为餐后痛。

2. 不典型表现 老年患者、糖尿病患者是以上消化道出血、穿孔等 PU 并发症就诊。

3. 体征 局限性上腹压痛。

考点3★ 消化性溃疡的诊断

1. 胃镜检查 是主要的确诊方法；取活检，鉴别其良恶性。

2.X 线钡餐检查 发现龛影。

考点4★★★ 消化性溃疡的治疗

1. 根除 Hp 治疗 四联疗法 =PPI+ 两种抗生素 + 铋剂；疗程大多为 14 天。

根除幽门螺杆菌感染的方案

一线方案	示例	备注
四联疗法，根除率较高		
PPI+ 克拉霉素 + 阿莫西林 + 铋剂；7～14 天	埃索美拉唑 20mg，bid，餐前 30 分钟	无青霉素过敏史，且用药前应做皮试；克拉霉素避免与他汀类同服；分餐制，避免再感染
	枸橼酸铋钾 0.6g，bid，餐前 30 分钟	
	阿莫西林 1.0g，bid，餐后 30 分钟	
	克拉霉素 500mg，bid，餐后 30 分钟	

续表

一线方案	示例	备注
PPI+克拉霉素+甲硝唑+铋剂；7～14天	甲硝唑 0.4g，bid，餐后30分钟 其他同上	用于青霉素过敏，耐药性较高
三联疗法：上述方案去除铋剂，适用于肾功能减退、不耐受铋剂者，但 Hp 根除率下降		

补救治疗：治疗失败者隔 3～6 个月后选择另一种方案补救治疗。

2. 抗溃疡治疗 PPI 抑酸联合黏膜保护剂。

3. NSAIDs 溃疡治疗 确诊后尽可能停药，抑酸治疗。

4. 抗血小板药物导致溃疡的治疗 联合应用 PPI 或 H_2RA 进行防治，定期检查粪便隐血及血常规。

考点5 ★ 消化性溃疡用药注意事项与患者教育

1. 四联方案的服药时间为 2 种抗菌药物饭后即刻服用，PPI 和铋剂饭前半小时服用

2. 根除治疗中，有些患者会出现消化道症状，如恶心、腹泻、黑便等，这些不良反应通常都是轻微而短暂的，停药之后可恢复。

3. 铋剂可引起大便颜色变为无光泽的灰黑色，停药 2～3 天后可恢复正常，短期使用安全有效。

4. PPI 应于早餐前 30 分钟服用，H_2RA 可于餐后服用或睡前顿服。

5. 米索前列醇餐前服用，可避免食物延迟其吸收，而与食物同服可减少腹泻的发生率。

6. 避免过度紧张，规律饮食，禁烟戒酒。

7. 根除治疗不要中途停药。

8. 幽门螺杆菌感染有家族聚集性，提倡分餐制。

第三节　溃疡性结肠炎

考点1★　临床基础

1. 病因　溃疡性结肠炎（UC）可能为遗传、免疫、微生物和环境等多种因素的综合作用所致。

2. 临床表现

（1）消化系统表现：多数起病缓慢，少数急性起病，偶见急性暴发起病。大多数患者腹泻伴黏液脓血便；腹胀，多为左下腹或下腹的阵痛，亦可涉及全腹；严重病例有食欲减退、恶心，呕吐。

（2）全身表现：中、重型患者活动期常有低度至中等度发热、消瘦、贫血低蛋白血症、水与电解质代谢紊乱等。

（3）肠外表现：外周关节炎、结节性红斑、强直性脊柱炎、原发性硬化性胆管炎等。

（4）并发症：中毒性巨结肠、直肠-结肠癌变、肠道大出血。

2. 辅助检查　血液检查、粪便检查、结肠镜检查和X线钡剂灌肠检查。

3. 临床分型　①初发型：指无既往史的首次发作。②慢性复发型：临床上最多见，发作期与缓解期交替。

（1）病变范围：根据蒙特利尔分型，分为直肠型（E1）、左半结肠型（病变累及结肠脾曲以下）（E2）、广泛结肠型（病变扩展至结肠脾曲以上）（E3）。

（2）病情分期：分为活动期和缓解期。

（3）活动期严重程度：活动期 UC 按严重程度分为轻、中、重型。

考点 2 ★★ 治疗及注意事项

1. 一般治疗 强调休息、饮食和营养，卧床休息，急性发作期应给予流质饮食，严重者应禁食，通过静脉给予营养治疗，使肠道得到休息。

2. 药物治疗

（1）氨基水杨酸制剂：适用于 UC 活动期的诱导缓解和缓解期的维持治疗，是轻、中型 UC 治疗的主要药物，也用于激素诱导缓解后的维持治疗。临床应用的 5-ASA 制剂分为口服制剂（柳氮磺吡啶、奥沙拉秦、美沙拉秦肠溶片）和局变部用制剂（灌肠剂和栓剂）。不良反应：头疼、恶心、疲倦、皮疹、发热和溶血性贫血等。柳氮磺吡啶禁用于妊娠期及哺乳期妇女；巴柳氮、奥沙拉秦和美沙拉秦慎用于妊娠期及哺乳期妇女。

（2）糖皮质激素：是控制病情活动的有效药物，一般适用于氨基水杨酸制剂治疗无效、急性发作期或重症患者。

（3）免疫抑制剂和生物制剂：硫唑嘌呤或巯嘌呤可试用于对糖皮质激素治疗效果不佳或对糖皮质激素依赖的慢性活动性患者；环孢素 A 起效快，主要适用于对大剂量静脉滴注糖皮质激素无反应的急性重症 UC 患者；英夫利西单抗是目前较为有效的诱导及维持缓解的药物。

3. 治疗原则

（1）轻、中型活动性 UC：治疗主要针对疾病累及的部位合理使用药物。

（2）重症 UC：患者应入院治疗，及时纠正水、电解质代谢紊乱；贫血严重者可输血；低蛋白血症者可输入人血白蛋白。重症 UC 患者首选静脉使用激素，内科治疗无效者应及时转手术治疗。

（3）缓解期 UC：由氨基水杨酸制剂或糖皮质激素诱导缓解后以氨基水杨酸制剂维持，选用诱导缓解剂量的全量或半量 5-ASA 制剂，如柳氮磺吡啶，远段结肠炎维持治疗以美沙拉秦局部用药为主。

4. 用药注意事项与患者教育

（1）奥沙拉秦应于进餐时服用，减轻腹泻不良反应症状。

（2）栓剂直肠给药后应保留 1～3 小时或更长时间，灌肠剂于睡前经灌药器将药液挤入直肠内。

（3）服用氨基水杨酸制剂期间注意监测全血细胞计数和尿液检查。柳氮磺吡啶服用期间应多饮水，禁用于对磺胺类药物过敏者。

（4）糖皮质激素应于晨起服用，达到症状完全缓解后开始减量。硫唑嘌呤可引起骨髓抑制和肝损伤，用药期间应监测血常规和肝功能。

（5）应积极应用药物控制发作期症状，维持长期缓解，不可擅自停药或自行减量。

（6）少食多餐，注意饮食摄入。

（7）出现以下症状应及时就医：过敏性症状如皮疹、红肿、发热等表现；腹泻加重，次数增加，出现脓血便时。

第四节 肠易激综合征

考点 1 ★ 临床基础

1. 发病机制 胃肠道动力异常、内脏感觉异常、中枢神经系统感觉异常、脑－肠轴调节异常、肠道感染治愈后以及精神心理障碍。

2. 临床表现 起病隐匿，症状反复发作或慢性迁延。最主要的临床表现是腹痛或腹部不适伴排便习惯和粪便性状的改变。

考点 2 ★★ 治疗及注意事项

1. 一般治疗 避免诱发或加重症状的食物，限制富含短链碳水化合物等成分、高脂肪、辛辣和高膳食纤维素的食物。减少烟酒摄入、注意休息充足睡眠。

2. 药物治疗

（1）抗菌药物：利福昔明被美国 FDA 批准用于治疗腹泻型 IBS，3 次 / 日，疗程 14 日，最多使用 2 个疗程。

（2）微生态制剂：双歧杆菌四联活菌、双歧杆菌三联活菌等。

（3）5-HT$_3$ 受体阻断剂：阿洛司琼、昂丹司琼和雷莫司琼。

（4）阿片类受体配体药物：洛哌丁胺是一种外周作用的阿片受体激动剂，唯一用于 IBS 患者的止泻药物。

（5）解痉药：缓解 IBS 患者腹痛、腹泻的症状，常用药物有奥替溴铵。

（6）肠道促分泌剂：利那洛肽和鲁比前列酮。

（7）抗抑郁药物：三环类抗抑郁药物具有抗胆碱能作用，可延缓胃肠道转运时间，对腹泻型 IBS 效果尤为明显，是治疗 IBS 患者的一种低成本选择。

（8）其他治疗药物：聚乙二醇 4000、双八面体蒙脱石和复方地芬诺酯。

3. 用药注意事项与患者教育

（1）蒙脱石具有吸附作用，应在服用该药前 1 小时使用其他药物，若在治疗过程中出现便秘可减少剂量继续治疗。

（2）地芬诺酯本身具有中枢神经系统抑制作用，不宜与巴比妥类、阿片类或其他中枢抑制药合用。复方地芬诺酯可导致婴幼儿呼吸抑制，2岁以下儿童禁用。

（3）洛哌丁胺若发生漏服，不可补服。服用时若出现荨麻疹、便秘等不良反应时，应停药。药物过量时可能出现中枢神经抑制症状。

（4）使用解痉药如阿托品、东莨菪碱等应注意该类药物只能缓解症状，不能消除病因，因此还应针对腹痛的病因进行治疗；服用该类药物解痉、止痛后常会掩盖一些急性疾病，应提高警惕；服用该类药物时间宜在餐前半小时；该类药物作用可被促胃肠动力药等拮抗。

（5）微生态制剂在使用时应注意与抗菌药物间隔使用；菌血症、中央静脉导管治疗患者禁止使用；活菌制剂，需用< 40℃的温开水送服，2～8℃避光贮存。

第五节　胆石症和胆囊炎

考点1★　胆石症和胆囊炎简述与治疗

1. 病因及发病机制　胆囊结石的形成原因目前仍未完全明确，与多种因素有关，影响胆固醇与胆汁酸浓度比例、造成胆汁淤积等因素均能导致结石。高脂饮食、激素、肥胖、妊娠、长期肠外营养、糖尿病、高脂血症、胃肠疾病及手术、肝硬化、胆系感染溶血性贫血等因素都可引起胆囊结石。

胆囊结石是慢性胆囊炎最常见的危险因素，此外当胆囊或胆管出现结石嵌顿、梗阻，可能导致肠道细菌逆行感染，也与慢性胆囊炎的发生有关。

慢性非结石性胆囊炎的发生可能与胆囊动力学异常、胆囊缺血、病毒或寄生虫感染及长期饥饿或暴饮暴食等饮食因素有关。

2. 临床表现　胆石症及慢性胆囊炎有时可无明显症状，或仅出现餐后上腹饱胀、嗳气、恶心、呕吐等不适，多数患者以胆绞痛就诊，位于右上腹并向右肩背部放射，常在饱餐或进食油腻食物后加重。结石阻塞胆管并继发胆管炎，可出现腹痛、寒战高热、黄疸。

3. 治疗

（1）一般治疗：大多数无症状的胆石症采取等待和观察；对于近1年来有胆绞痛发作，或胆石直径超过2cm的患者，建议外科治疗；胆石症排石出现胆绞痛合并胆系感染，应急诊就医；对于胆石症合并急性胆囊炎的患者应卧床休息、禁食，必要时做胃肠减压，解除梗阻，降低胆囊张力；并应用抗菌药物进行治疗。

（2）药物治疗

1）匹维溴铵：一种对胃肠道平滑肌有高度选择性解痉作用的钙通道阻滞剂，进餐时需整片吞服，不可咀嚼或掰嚼，不宜卧位或睡前服用。

2）熊去氧胆酸：有利于结石中胆固醇逐渐溶解，适用于不宜手术治疗、胆囊有收缩功能、直径较小的胆固醇结石患者。

3）消炎利胆片：具有清热、祛湿、利胆的药理效应，适用于急性胆囊炎恢复期。

4）抗感染治疗：首选第三代头孢菌素（如头孢他啶、头孢曲松）与甲硝唑联用，严重感染而危及生命的患者也可选用亚胺培南－西司他丁钠、美罗培南等。

4. 用药注意事项与患者教育

（1）熊去氧胆酸禁用于胆道完全梗阻和严重肝功能

减退患者。

（2）抗感染药物头孢曲松在使用时，禁止与钙剂同时应用，否则易形成胆管泥沙。

（3）低胆固醇饮食，增加膳食纤维的摄入，肥胖者要控制体重。

（4）除非有明确的感染指征（如发热、中性粒细胞计数增高等），否则不要随意使用抗菌药物。

（5）胆石症患者发生胆囊癌的风险增高，因此应定期监测 B 超检查。

第十章　常见内分泌及代谢性疾病

第一节　甲状腺功能亢进症

考点1★　甲状腺功能亢进症病因

引起甲亢的病因包括：Graves病（简称GD）、多结节性甲状腺肿伴甲亢、甲状腺自主性高功能腺瘤、碘甲亢、垂体性甲亢、绒毛膜促性腺激素（HCG）相关性甲亢。其中以GD最为常见，占所有甲亢的80%以上。

考点2★★　甲状腺功能亢进症临床表现

1.多食、消瘦、畏热、多汗、心悸、激动等高代谢症候群。

2.神经和血管兴奋性增强，如手颤、心动过速、心脏杂音，严重者可有心脏扩大、心房纤颤、心力衰竭等严重表现。

3.不同程度的甲状腺肿大和突眼等特征性体征。

4.严重者可出现甲亢危象、昏迷，甚至危及生命。

5.少数老年患者高代谢症状不典型，而仅表现为乏力、心悸、厌食、抑郁、嗜睡、体重明显减轻，称为"淡漠型甲亢"。

考点3 ★　甲状腺功能亢进症实验室检查

1. 血清甲状腺激素和 TSH　血清游离甲状腺激素（FT$_3$、FT$_4$）水平增加；血清促甲状腺素（TSH）水平降低；血清促甲状腺素受体抗体（TRAb）阳性。

2. 放射性核素检查　甲状腺摄 ^{131}I 率升高。

考点4 ★★★　甲状腺功能亢进症的治疗

1. 药物治疗　甲亢的主要治疗药物是抗甲状腺药，如丙硫氧嘧啶、甲巯咪唑；其他治疗药物有碳酸锂，可抑制甲状腺激素分泌，主要用于对于抗甲状腺药和碘剂均过敏的患者，临时控制甲状腺毒症。

常用抗甲状腺药

抗甲状腺药	日剂量（mg）	用法	主要不良反应
甲巯咪唑	30～45（最大剂量60）	tid	皮疹、白细胞计数减少、粒细胞缺乏、肝功能损害
丙硫氧嘧啶	300～450（最大剂量600）	qd 起始，可增加至 tid	关节痛、头痛、瘙痒、皮疹、药物热、轻度粒细胞减少、脉管炎、肝功能损害
碘化钾（甲亢术前准备）	180～750	tid	过敏、发热、红斑、关节痛、淋巴结肿大、腹泻、腹痛
碳酸锂	300～500	q8h	口干、消化道不适、神经系统症状、白细胞升高

对甲亢初治患者、新生儿、儿童和 20 岁以下的患者，首选抗甲状腺药治疗，分为三个阶段：

（1）初治阶段：丙硫氧嘧啶、甲巯咪唑大剂量起用。

（2）减药阶段：症状显著减轻，体重增加，心率下降至 80 ～ 90 次 / 分，T_3 或 T_4 接近正常时，可据病情每 2 ～ 4 周递减药量 1 次。

（3）维持阶段：甲状腺功能恢复正常后改为维持量，维持期 1 ～ 1.5 年。

2. 其他治疗

（1）放射性 ^{131}I 率治疗。适应证：①中度甲亢，年龄在 25 岁以上者。②对抗甲状腺药物有过敏等反应而不能继续使用或长期无效或治疗后复发者。③合并心、肝、肾疾病等不宜手术，或术后复发，或不愿手术者。

（2）手术治疗。

考点 5 ★★★　甲状腺功能亢进症用药注意事项与患者教育

1. 妊娠期妇女甲亢首选丙硫氧嘧啶；采用最小有效剂量、不宜哺乳，若必须用药，首选丙硫氧嘧啶，其乳汁分泌量较小。

2. 抗甲状腺药物在白细胞计数偏低、肝功能异常等情况下慎用；结节性甲状腺肿合并甲亢者、甲状腺癌患者禁用。

3. 甲巯咪唑、丙硫氧嘧啶的药物相互作用　与抗凝药合用可增强抗凝作用。避免碘摄入过多；避免服用含碘的药物。

4. 服用碳酸锂时应监测药物浓度。当血锂浓度 > 1.5mmol/L，可出现不同程度中毒症状，如脑病综合征、休克、肾功能损害等；当血锂浓度超过 1.5 ～ 2.0mmol/L

时，可能危及生命。

第二节　甲状腺功能减退症

考点1★　甲状腺功能减退症简述

1. 概述　甲状腺功能减退症是由各种原因导致的低甲状腺激素血症或甲状腺激素抵抗而引起的全身性低代谢综合征。根据病变发生部位分为：原发性甲减、中枢性甲减、甲状腺激素抵抗综合征。

2. 临床表现　发病隐匿，一般症状为易疲劳、怕冷、体重增加、记忆力减退等，表情冷漠、面色苍白、皮肤干燥、发凉等，肌肉乏力，心血管系统疾病，病情严重者出现黏液性水肿昏迷。

3. 实验室检查　血清甘油三酯、总胆固醇、LCD-C增高，HDL-C降低，血同型半胱氨酸增高，血清 CK、乳酸脱氢酶增高，血清 TSH 增高，TT_4、FT_4 降低。

4. 治疗

（1）甲减的治疗目标是将血清 TSH 和甲状腺激素水平恢复到正常范围内。主要的推荐治疗药物为左甲状腺素（L-T₄），需要终生服药。

（2）黏液性水肿昏迷的治疗：补充甲状腺激素，首选 T_3 静脉注射，保持呼吸道通畅，根据需要补液，控制感染。

5. 用药注意事项与患者教育

（1）左甲状腺素钠片应于早餐前半小时，空腹将 1 日剂量一次性用水送服。

（2）对老年患者、冠心病患者以及重度或长期甲状腺功能减退的患者，应特别注意在使用甲状腺素治疗的开始阶段选择较低的初始剂量，剂量增加的间隔要长些，缓慢增加用量。

（3）继发于垂体疾病的甲状腺功能减退症必须确定是否同时伴有肾上腺皮质功能不全，如果存在时，必须首先给予糖皮质激素治疗。

（4）妊娠期间不宜用左甲状腺素与抗甲状腺药物共同治疗甲状腺功能亢进症。

（5）左甲状腺素的使用可能会增强抗凝血药的作用，以及降低降血脂药的效果。

第三节　糖尿病

考点1★★★　糖尿病简述

1.概述　糖尿病是具有多病因及多种表现的代谢紊乱性疾病，以胰岛素分泌缺陷和（或）胰岛素活性障碍或者二者兼而有之导致的碳水化合物、脂肪和蛋白质的代谢失衡和慢性高血糖为特征。

糖尿病类型：①1型糖尿病的病因是胰岛素分泌缺乏。必需依赖胰岛素治疗维持生命。②2型糖尿病的病因主要是机体对胰岛素不敏感，胰岛素分泌量并不低。

2.临床表现

（1）许多糖尿病患者并无明显症状，部分可有多饮、多尿、多食、消瘦和体重减轻、疲乏无力等。

（2）1型糖尿病特点：①任何年龄均可发病，但30岁前最常见。②起病急，多有典型"三多一少"症状。③血糖显著升高，经常反复出现酮症。④血中胰岛素和C肽水平很低甚至检测不出。⑤患者胰岛功能基本丧失，需要终生应用胰岛素替代治疗。⑥成人晚发自身免疫性糖尿病，发病年龄 20 ～ 48 岁，患者消瘦，易出现大血管病变。

（3）2 型糖尿病的特点：①一般有家族遗传病史。②起病隐匿、缓慢，无症状的时间可达数年至数十年。③多数人肥胖或超重、食欲好、精神体力与正常人并无差别，偶有疲乏无力，个别可出现低血糖。④多在查体中发现。⑤随着病程延长，可出现糖尿病慢性并发症。

3. 糖尿病并发症

（1）急性并发症：糖尿病酮症酸中毒，低血糖症，高渗性非酮体高血糖症，非酮症高渗昏迷。

（2）慢性并发症：大血管病变，神经系统损害，微血管病变，糖尿病足病。

4. 诊断依据

（1）典型糖尿病症状、任意时间血糖 ≥ 11.1mmol/L。

（2）空腹血糖 ≥ 7.0mmol/L。

（3）75g 葡萄糖负荷后 2 小时血糖 ≥ 11.1mmol/L。

考点 2 ★★★　糖尿病治疗与患者教育

1. 治疗目标　近期目标是通过控制高血糖和相关代谢紊乱以消除糖尿病症状；远期目标是预防和延缓糖尿病慢性并发症的发生与发展。

2. 非药物治疗　饮食干预、体育锻炼和控制体重是血糖控制的基石。

3. 药物治疗

（1）1 型糖尿病的药物治疗：首选胰岛素治疗或与 α - 糖苷酶抑制剂、双胍类降糖药联合。

（2）2 型糖尿病的药物治疗

①2 型肥胖型患者，首选二甲双胍。

②2 型非肥胖型糖尿病患者在有良好的胰岛 β 细胞

储备功能、无高胰岛素血症时可应用胰岛素分泌剂。

③单纯血糖餐后升高，而空腹和餐前血糖不高，首选 α-糖苷酶抑制剂。

④餐后血糖升高为主，伴餐前血糖轻度升高，首选胰岛素增敏剂噻唑烷二酮类。

⑤糖尿病合并肾病者可首选格列喹酮。

⑥老年患者对低血糖的耐受能力差，应选择降糖平稳、安全的降糖药物，如 α-糖苷酶抑制剂、GLP-1 抑制剂、DPP-4 抑制剂、甘精胰岛素等。

⑦儿童 1 型糖尿病用胰岛素治疗；2 型糖尿病目前仅有二甲双胍被批准用于儿童。

⑧经常出差、进餐不规律的患者，选择每日 1 次用药（如格列美脲）更为方便，依从性好。

⑨针对伴发疾病，抗高血压药、调脂药、抗血小板药和改善微循环药综合应用。

（3）降糖药的具体品种

①胰岛素增敏剂：罗格列酮、吡格列酮、曲格列酮（已淘汰）、赛格列酮、恩格列酮。

②磺酰脲类：第一代（甲苯磺丁脲、氯磺丙脲）、第二代（格列本脲、格列吡嗪、格列齐特、格列喹酮、格列波脲）、第三代（格列美脲）。

③双胍类：二甲双胍、苯乙双胍。

④ α-葡萄糖苷酶抑制剂：阿卡波糖、伏格列波糖。

⑤餐时血糖调节剂：瑞格列奈。

（4）胰岛素制剂种类与其特点：胰岛素是最有效的降糖药物，按作用时间长短分为超短效胰岛素、短效胰岛素、中效胰岛素、长效胰岛素、超长效胰岛素等，根据睡前和三餐前血糖水平分别调整睡前和三餐前的胰岛素用量。

胰岛素的制剂种类与其特点

类别	制剂名称	起效时间（小时）	作用达峰时间（小时）	维持时间（小时）	给药时间（分钟）
超短效	门冬或赖脯胰岛素	0.12～0.2	0.6～1.5	2～5（皮下）	餐前10分钟
短效	普通胰岛素	0.5～1	1.5～4	3～6（皮下、肌内）	餐前15～30分钟
中效	低精蛋白锌胰岛素	1～2	6～12	12～18（皮下）	餐前30～60分钟
长效	精蛋白锌胰岛素	4～6	14～20	24～36（皮下）	早餐前30～60分钟，qd
超长效	地特胰岛素	3～6	6～8	6～24（皮下）	睡前30～60分钟，qd
	甘精胰岛素	2～5	5～24	18～24（皮下）	睡前30～60分钟，qd
预混	双时相低精蛋白锌单峰胰岛素	0.5	2～8	24（皮下）	

4. 用药注意事项与患者教育

（1）用药注意事项

1）一旦出现低血糖，立即口服葡萄糖水和糖块、巧克力、甜点或静脉滴注葡萄糖注射液。

2）注射胰岛素时宜注意：①注射时宜变换注射部位，两次注射点要间隔2cm。②未开启的胰岛素应冷藏保存，冷冻后的胰岛素不可再应用。③使用中的胰岛素笔芯不宜冷藏，可与胰岛素笔一起使用或随身携带，但室温下最长可保存 4 周。

3）应用磺酰脲类降糖药宜注意监测血糖，警惕低血糖发作。

（2）患者教育：建议中老年人每 1～2 年筛查血糖；监测血糖，避免低血糖，指导血糖仪的使用。

第四节　骨质疏松症

考点 1 ★★　骨质疏松症简述

1. 概述　骨质疏松症（OP）是一种以骨量低下，骨微结构破坏，导致骨脆性增加而易发生骨折为特征的全身性骨病，可发生于不同性别和年龄。

骨质疏松症分类：①绝经后骨质疏松症（Ⅰ型）：一般发生在女性绝经后 5～10 年。②老年性骨质疏松症（Ⅱ型）：一般指老年人 70 岁后发生的 OP。③特发性骨质疏松：主要发生在青少年，病因尚不明。

2. 临床表现与诊断

（1）典型临床表现。①疼痛：疼痛部位包括胸、背、腰、膝等，可有腰背或周身酸痛。②脊柱变形。③脆性骨折。

（2）诊断：病史和体检是临床诊断的基本依据，确诊依赖于 X 线检查或骨密度测定。与正常年轻人相比，骨密度下降 2.5 个标准差诊断 OP，即 T 值 ≤ -2.5 诊断为骨质疏松；-2.5 < T 值 < -1.0 为骨量减少；T 值 ≥ -1.0 为正常。

考点 2 ★★★　骨质疏松症药物治疗

1. 骨健康　基本补充剂：钙剂，成人每日钙摄入推荐量800mg（元素钙），饮食中钙摄入不足时，可给予钙剂补充；维生素D，成人推荐维生素D摄入量为400IU（10μg）/d，目前用于治疗骨质疏松症的活性维生素D及其类似物有 α–骨化醇、骨化三醇和艾迪骨化醇。

2. 原发性骨质疏松症的药物治疗　抗骨质疏松症药物按作用机制可分为骨吸收抑制剂、骨形成促进剂、其他机制类药物及传统中药。通常首选使用具有较广抗骨折谱的药物（如阿仑膦酸钠、唑来磷酸盐、利塞膦酸钠和迪诺塞麦等）。

（1）双膦酸盐类：是临床应用最广泛的抗骨质疏松症药物。目前用于防治骨质疏松症的双膦酸盐主要包括阿仑膦酸钠、依替膦酸二钠和氯膦酸二钠等。有胃肠道不良反应、一过性"流感样"症状和肾脏毒性。

（2）降钙素类：钙调节激素，能抑制破骨细胞的生物活性、减少破骨细胞数量，从而减少骨量丢失并增加骨量。

（3）绝经激素治疗：包括雄激素补充疗法和雄、孕激素补充疗法，能减少骨丢失，用于有绝经期症状的绝经后骨质疏松症的防治。

（4）选择性雌激素受体调节剂：雷洛昔芬仅用于绝经后妇女，不适用于男性骨质疏松症患者。

（5）甲状旁腺素类似物：特立帕肽。

（6）锶盐。

（7）维生素K类：四烯甲萘醌。

（8）RANKL抑制剂：迪诺塞麦。

3. 用药注意事项与患者教育

（1）为减少不良反应，不要同时使用2种或2种以上的双膦酸盐类药物。口服双膦酸盐应于早晨空腹给药。

（2）食管炎为双膦酸盐类药物的主要不良反应，粪隐血阳性，有食管裂孔疝、消化性溃疡者不宜应用。为了避免消化道不良反应，也可静脉给药。

（3）大量连续应用维生素D可发生中毒，维生素D的推荐剂量为800～1200IU。补充钙剂以清晨和睡前各用1次为佳。

（4）脆性骨折是可防治的。早期诊断、及时预测骨折风险，并采用规范的防治措施。保持健康的生活习惯，摄入富含钙、蛋白质和低盐的均衡膳食，适度运动，预防跌倒和外伤。

第五节　高尿酸血症与痛风

考点1★★　高尿酸血症与痛风简述

1. 概述

（1）高尿酸血症（HUA）：是指正常嘌呤饮食状况下，非同日2次空腹尿酸水平增高，男性＞420μmol/L（7.0mg/dL），女性＞360μmol/L（6.0mg/dL）。

（2）痛风：5%～12%的高尿酸血症者最终发展为痛风；部分高尿酸血症患者随着血尿酸水平的升高，过饱和状态的尿酸钠微小结晶析出，沉积于关节、滑膜、肌腱、肾及结缔组织等组织或器官，形成痛风结石，引发急、慢性炎症和组织损伤，出现关节炎、尿路结石及肾疾病等多系统损害。

2. 临床表现和分期

（1）无症状。

（2）急性痛风性关节炎：疼痛剧烈，6小时可达高峰，第一跖趾关节为最常见发作部位。

（3）间歇期：如间歇期血尿酸水平不能降至300～

360μmol/L，随着时间的推移，痛风发作会愈加频繁，且持续时间更长，症状更重。

（4）痛风石形成期（慢性痛风性关节炎）：X线检查可发现在关节软骨及邻近的骨质有圆形或不整齐的穿凿样透光缺损。

（5）痛风性肾病。

考点2 ★★★　高尿酸血症与痛风的治疗

1. 一般治疗

（1）生活方式改变。

（2）物理治疗：有炎症的关节行红外线理疗、透热疗法、矿泉浴、沙泥疗法，推拿按摩。

2. 药物治疗

（1）痛风急性发作期：止痛，抗炎，不降酸。首选秋水仙碱、对乙酰氨基酚、吲哚美辛、布洛芬等NSAIDs；糖皮质激素用于上述药物治疗无效或不能使用时，短程使用。

（2）发作间歇期、慢性痛风、痛风性肾病期：降酸。急性症状缓解后方可开始降尿酸治疗，降尿酸治疗须终身维持促进尿酸排泄。促进尿酸排泄药物：苯溴马隆和丙磺舒。抑制尿酸生成的药物为：①别嘌醇。②非布司他。

（3）碱化尿液：碳酸氢钠3g/d、枸橼酸钠3g/d，维持尿液pH在6.2～6.9。

考点3 ★★★　高尿酸血症与痛风用药注意事项与患者教育

1. 用药注意事项

（1）秋水仙碱：不宜长期应用，若长期应用可引起骨髓抑制、血尿、少尿、肾衰竭等；胃肠道反应是严重中毒的前驱症状，一旦出现立即停药；严重肾功能不全者、妊娠期妇女禁用。

（2）别嘌醇：痛风急性期禁用；应用初期可发生尿酸转移性痛风发作，故于初始 4～8 周与小剂量秋水仙碱联合服用。

（3）丙磺舒

①痛风急性发作期禁用，但在服药治疗期间有急性痛风发作，可继续服用原剂量，同时给予秋水仙碱和 NSAIDs。

②初期，应摄入充足的水分，维持尿液呈微碱性，保证 pH 在 6.0～6.5。

③与别嘌呤联合应用时需酌情增加别嘌醇的剂量。

④痛风急性期镇痛不宜用阿司匹林。

⑤与磺胺药有交叉过敏反应，对磺胺药过敏者、2 岁以下儿童、妊娠及哺乳期妇女、严重肾功能不全者、尿酸性肾结石者禁用。

2. 患者教育　避免摄入高嘌呤食物，每日饮水 2000～3000mL，戒烟限酒。别嘌醇服用后可出现眩晕，用药期间不宜驾驶；用药时不宜过度限制蛋白质摄入。

第六节　佝偻病

考点1★　佝偻病简述

1. 概述　维生素 D 缺乏导致钙、磷代谢紊乱，骨矿化不足。多发生于 3 个月～2 岁的小儿，影响生长发育。在儿童时期，可引起佝偻病，在成人时期，可引起骨软化症，发病缓慢。

2. 维生素 D 缺乏的病因

（1）来源不足：如日照不够、营养不良、摄入钙少或钙磷比例不当。

（2）吸收不良：如消化道疾病、胆道梗阻、胰腺疾病等。

（3）转化障碍：如肝肾疾病。

（4）需要量增加：如早产儿。

（5）药物因素：如某些抗结核药物、抗癫痫药、抗真菌药和糖皮质激素。

考点2★★★ 佝偻病的药物防治

1. 维生素 D

（1）预防：我国推荐预防量为生后 15 日起至 18 岁每日补充维生素 D400IU；早产儿、双胎、体弱儿或生长发育特别迅速的小儿每日 800 ～ 1000IU，3 个月后改为400IU。

（2）治疗：口服剂量 2000 ～ 4000IU/d（50 ～ 100μg/d），1 个月后改为维持量；肌内注射维生素 D_3 30 万 IU（7500μg），一次性；或口服胆维丁乳剂，15mg/ 支内含有维生素 D_3 30 万 IU，1 个月后开始应用预防量。

2. 钙剂

（1）口服钙预防量：碳酸钙 D_3 片剂。

（2）重症患者治疗量：6 个月以下、有过手足搐搦者，肌内注射维生素 D_3 的前 3 天应该 10% 氯化钙 5mL，每日3 次，稀释后口服，3 ～ 5 天后改为葡萄糖酸钙，防止高氯性酸中毒。

（3）因血钙低出现抽搐时：可即刻予 10% 葡萄糖酸钙 5 ～ 10mL 加入 25% 葡萄糖液中缓慢静脉推注，但应防止由血钙骤升引起的呕吐或心搏骤停。

考点3★★★　佝偻病用药注意事项与患者教育

1.用药注意事项

（1）维生素D中毒：长期大量服用可能引起中毒，维生素D_3的毒性比维生素D_2大10～20倍；充分询问进食情况及用药史，避免重复用药引发维生素D中毒。

（2）中毒主要症状。①一般表现：乏力，血压高，头痛，易激惹，呼吸道感染等。②消化道症状：恶心，呕吐，口渴，食欲不振、腹泻或便秘等。③泌尿系统表现：多尿、间质性肾炎、肾结石等。

（3）维生素D中毒后处理：立即停止维生素D及其强化食品和钙剂，停饮牛奶，改饮豆浆；泼尼松2mg/（kg·d），口服；降钙素50～100U/d，肌内注射；双膦酸盐。

2.患者教育　光照是最有效的预防；隔着玻璃晒太阳，对增高体内维生素D是没有效果的。母乳含维生素D15～50IU/L，母乳喂养儿仅能从母乳中获得生理需要量的1/10。

第十一章　泌尿系统常见疾病

第一节　尿路感染

考点1★　尿路感染简述

1. 概述　尿路感染（UTI）是指各种病原微生物在尿路中生长、繁殖而引起的炎症性疾病，多见于育龄期和绝经后女性、老年男性、免疫力低下及尿路畸形者。根据感染发生部位可分为上尿路感染和下尿路感染，临床又有急性和慢性之分。

2. 病因及发病机制

（1）尿路感染病因：以细菌感染为主，极少数为真菌、原虫及病毒。

（2）尿路感染发病机制

1）感染途径：上行感染。

2）易感因素：①女性更容易发生感染。②不洁性活动。③尿路梗阻，妊娠压迫，前列腺增生，过度憋尿。④疾病。⑤医源性因素。

3）细菌的致病力。

4）机体防御功能。

考点2★　尿路感染的临床表现

1. 膀胱炎　约占尿路感染的60%以上，致病菌多为大肠埃希菌；主要表现为尿频、尿急、尿痛、排尿不适、下腹痛和排尿困难。

2. 肾盂肾炎　排尿不适，同时有突出的全身表现，体温＞38.0℃，应考虑上尿路感染。

3. 导管相关性尿路感染　留置导尿管48小时内发生的感染。

考点 3 ★★　尿路感染的诊断

1. 尿路感染定位

（1）上尿路感染：常有发热、寒战，伴明显腰痛，输尿管点和（或）肋脊点压痛、肾区叩击痛等。

（2）下尿路感染：常以膀胱刺激征为突出表现，一般少有发热、腰痛等。

2. 留置导尿管的患者出现典型的症状、体征，无其他原因可以解释，尿标本细菌培养菌落计数 10^3/mL 时，考虑诊断为导管相关性尿路感染。

3. 无症状菌尿（ASB）：患者无尿路感染症状，但中段尿培养连续两次，尿细菌数＞ 10^5cfu/mL；多见于老年女性和妊娠期妇女，发病率随年龄增长而增加。

考点 4 ★★★　尿路感染的治疗

1. 一般治疗　膀胱刺激征和血尿明显者，可口服碳酸氢钠片1g，每日3次，以碱化尿液，缓解症状，抑制细菌生长，避免形成血凝块。

2. 药物治疗

（1）急性膀胱炎。短程疗法为任选一种喹诺酮类、半合成青霉素类、头孢菌素类药物，连用3天，约90%的患者可治愈。

（2）肾盂肾炎首选针对革兰阴性杆菌有效的药物。①病情较轻者：门诊口服药物治疗10～14日，通常90%

可治愈；常用药物为喹诺酮类、半合成青霉素类、头孢菌素类。②严重感染全身中毒症状明显者：需住院治疗静脉给药，完成2周疗程；常用药物为氨苄西林、头孢噻肟钠、头孢曲松钠、左氧氟沙星。治疗72小时无好转，应按药敏结果更换抗菌药物，疗程不少于2周。

（3）复发性尿路感染包括再感染和复发。①再感染：治疗后症状消失，尿菌阴性，但在停药6周后再次出现真性细菌尿，菌株与上次不同，称为再感染；治疗方法与首次发作相同；对半年内发生2次以上者，可用长程低剂量抑菌治疗，即每晚临睡前排尿后服用小剂量抗菌药物1次。②复发：治疗后症状消失，尿菌阴转后在6周内再出现菌尿，菌种与上次相同称为复发；复发且为肾盂肾炎者，特别是复杂性肾盂肾炎，在去除诱发因素的基础上，应按药敏选择强有力的杀菌性抗菌药物，疗程不少于6周；反复发作者，给予长程低剂量抑菌疗法。

（4）无症状菌尿（ASB）推荐筛查和治疗的人群。①孕妇。②接受可能导致尿道黏膜出血的尿路侵入性操作的患者。非妊娠女性及老年人常出现无症状菌尿，但不推荐对其进行治疗。

（5）妊娠期尿路感染宜选用毒性小的抗菌药物。孕妇的急性膀胱炎治疗时间为3～7日；孕妇急性肾盂肾炎应静脉滴注抗菌药物治疗，可用半合成广谱青霉素或第三代头孢菌素，疗程为2周；反复发生尿感者，可用呋喃妥因行长程低剂量抑菌治疗。

考点5 ★ 尿路感染用药注意事项与患者教育

1. 多饮水、勤排尿，是最有效的预防方法。

2. 注意会阴部清洁。

3. 尽量避免尿路器械的使用，必需应用时，严格无菌操作。

4.如必须留置导尿管，前3天给予抗菌药物可延迟尿路感染的发生。

5.与性生活有关的泌尿系统感染，应于性交后立即排尿，并口服一次常用量抗菌药物。

6.膀胱－输尿管反流者，要"二次排尿"，每次排尿后数分钟，再排尿一次。

7.服用磺胺类药物时应多喝水。

第二节　尿失禁

考点1★　尿失禁简述

1.概述　尿失禁是指尿液不自主流出，尿失禁可以发生在任何年龄段，老年人群更常见。

2.诊断及分型

（1）诊断：询问两个问题，如果是可诊断。①是否出现过不能控制排尿而尿湿裤子的情况。②是否在不同日期内出现超过5次。

（2）分型：①暂时性尿失禁。②压力性尿失禁。③急迫性尿失禁。④充盈性尿失禁。⑤混合性尿失禁。

考点2★　尿失禁的治疗

1.处理原则及药物治疗

（1）压力性尿失禁。①轻中度：盆底肌训练。②中重度：手术治疗、药物治疗。③药物：选择性 α_1 受体激动剂。

（2）急迫性尿失禁。抗胆碱能药是治疗急迫性尿失禁的首选。代表药：奥昔布宁、索利那新、托特罗定。注意：痴呆患者慎用；胃潴留和闭角型青光眼患者禁用；老年人要小剂量开始，4～6周后疗效达峰。

2. 用药注意事项与患者教育　避免摄入咖啡、酒精。控制体重，戒烟，避免憋尿，避免久坐久站、剧烈运动。避免使用抗组胺等药物，适当运动，改善便秘。

第三节　下尿路症状／良性前列腺增生症

考点1★★　下尿路症状／良性前列腺增生简述

1. 概述　下尿路症状（LUTS）是所有排尿障碍表现的总称，导致老年男性LUTS最常见的原因是良性前列腺增生症（BPH）。

2. 临床表现

（1）储尿期症状：主要是尿次增多、尿失禁；夜尿是最为困扰患者的症状，会导致其他老年综合征的发生。

（2）排尿期症状：主要是排尿困难。

（3）排尿后症状：主要指排尿后滴沥、尿不尽。

（4）并发症期：尿潴留、感染、肾盂积水、尿毒症。

考点2★　下尿路症状／良性前列腺增生的治疗

1. 药物治疗

（1）α_1受体阻断剂［特拉唑嗪、阿夫唑嗪、坦洛新及高选择性α_{1A}受体阻滞剂（坦索罗辛）］：缓解症状，起效快，不降低PSA水平；不良反应为体位性低血压。

（2）5α还原酶抑制剂（非那雄胺、依立雄胺、度他雄胺）：抑制前列腺内双氢睾酮水平，降雄激素水平，使前列腺体积显著缩小，但可逆；起效慢，须长期用药，急性重症不适宜；建议用药前测定PSA水平；不良反应是影响性能力。

（3）抗胆碱能药物——M_2、M_3 阻断剂（奥昔布宁、索利那新、托特罗定）：用于针对伴发膀胱过度活动症的 BPH 患者；主要不良反应是口干、尿潴留等；严重胃肠动力障碍、重症肌无力、闭角型青光眼、正在使用酮康唑等强力 CYP3A4 抑制剂的重度肝肾功能不全患者禁用。

2. 联合治疗

（1）$α_1$ 受体阻断剂和 $5α$ 还原酶抑制剂合用：$α_1$ 受体阻断剂有利于快速控制下尿路症状；而 $5α$ 还原酶抑制剂则需长时间使用控制前列腺的体积。

（2）$α_1$ 受体阻断剂与 M 受体阻断剂合用。

考点 3 ★★　下尿路症状／良性前列腺增生用药注意事项与患者教育

1. 用药之前应排除前列腺癌。

2. $5α$ 还原酶抑制剂使用超过 6 个月以上的患者，其 PSA 值应该乘以 2，然后和未接受该类药物治疗的 BPH 患者的正常值上限比较，警惕前列腺癌的可能。

3. 对 BPH 程度较轻患者的建议

（1）忌烟酒，禁食辛辣、凉冷食物，避免劳累、感染；防止性生活过度或性交中断；如有慢性前列腺炎、尿道炎、膀胱炎，应尽早彻底治愈。

（2）适量饮水，避免久坐和过度疲劳，切勿憋尿，注意下半身保暖。

第四节 慢性肾脏病

考点1★ 慢性肾脏病临床基础

1. 病因 慢性肾脏病（CKD）病因包括糖尿病肾病、高血压肾小动脉硬化、原发性或继发性慢性肾小球肾炎、肾小管间质病变、肾血管病变、遗传性肾病等。其他危险因素还包括吸烟、贫血、高脂血症、营养不良、老年等。

2. 肾功能评估方法 包括菊粉清除率、肌酐清除率以及放射性核素肾动态显像的影像学评价方法等。

3. 临床表现 肾脏代偿能力强大，CKD患者常隐匿起病，症状不典型，如不重视极易忽视或误诊。疾病早期可以没有任何症状，或仅有乏力、腰酸、夜尿增多等轻度不适；部分患者可出现食欲减退、轻度贫血、代谢性酸中毒等临床表现，并随疾病进展逐渐加重；然而一旦进入尿毒症晚期，患者则可出现消化道出血、严重高钾血症、急性心力衰竭等表现，甚至危及生命。

考点2★★ 慢性肾脏病治疗

1. 营养治疗 保障能量摄入的前提下，减少蛋白质摄入，以减少含氮代谢废物的产生，减轻机体微炎症状态，延缓肾功能减退进展。非透析CKD患者采用优质低蛋白饮食。

2. 药物治疗

（1）降压治疗：肾性高血压是CKD患者最常见的并发症之一。不同人群的降压药物选择应注意：①糖尿病肾病患者应首选ACEI/ARB类药物。②CKD合并痛风患者，应禁用干扰尿酸排泄的噻嗪类利尿剂。③老年患者用药，如合并糖尿病不宜联用 β 受体阻断剂，同时应小剂量开始使用 α 受体阻断剂和利尿剂。

（2）肾性贫血治疗：人促红素，皮下（非血液透析患者）或静脉给药（血液透析患者）。

（3）肾性骨病与高磷、低钙血症的治疗：通过口服肠道磷结合剂或加强透析等方式，将血磷降至正常范围。临床常用活性维生素 D 及其类似物包括骨化三醇、阿法骨化醇和帕立骨化醇；碳酸钙是临床最常用的口服磷结合剂。

（4）降脂治疗：在可耐受前提下，推荐 CKD 患者应接受他汀类药物治疗。

（5）纠正酸中毒及高钾血症：口服碳酸氢钠。

（6）其他治疗：①糖尿病患者应注意胰岛素使用减量。②由于肾脏尿酸排泄障碍，CKD 患者常并发高尿酸血症，常用的药物包括别嘌呤醇、苯溴马隆、非布司他。③肠道排毒治疗：口服药用炭。

（7）替代治疗：肾移植、血液透析和腹膜透析。

3. 用药注意事项与患者教育

（1）患者应注意低盐、优质低蛋白饮食，注意个人卫生，适当运动。

（2）CKD 患者多数合并高血压，在降压治疗时应注意：首次使用降压药时，要注意评估患者情况；治疗过程中要注意降压幅度不可过快；老年患者降压用药时应慎用 α 受体阻断剂等易致体位性低血压和跌倒的药物。

（3）由于 CKD 患者用药品种数较多、用药剂量较大，要注意指导患者合理安排服药时间以提高用药依从性。

第五节　男性性功能障碍

考点1★　男性性功能障碍临床基础

1. 病因　勃起功能障碍（ED）的定义：阴茎持续不能达到或维持充分勃起以完成满意的性生活，病程在3个月以上。

2. 临床诊断和分级　ED的诊断主要依据患者的主诉，ED严重程度的评估，可分为轻度、中度和重度（完全性）。按阴茎勃起硬度分为5级：Ⅰ级，阴茎只胀大但不硬为重度ED；Ⅱ级，硬度不足以插入阴道为中度ED；Ⅲ级，能插入阴道但不坚挺为轻度ED；Ⅳ级，阴茎勃起坚挺为勃起功能正常。

考点2★★　男性性功能障碍治疗

1. 治疗原则和治疗目标　治疗ED前应明确其基础疾病、诱发因素、危险因素及潜在病因，尤其应该区分出心理性ED、药物因素或者不良生活方式引起的ED。一些治疗药物可能在治疗这些基础疾病的同时引起ED，如某些心血管疾病。

2. 药物治疗

（1）5型磷酸二酯酶（PDE-5）抑制剂：阻止环磷酸鸟苷（cGMP）的降解而提高其浓度，强化阴茎勃起，是目前治疗ED的首选疗法。常用药物包括西地那非、伐地那非和他达拉非。

（2）PDE-5抑制剂无效者的治疗：正确使用PDE-5抑制剂，更换一种PDE-5抑制剂；改用海绵体注射及负压吸引等。

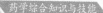

（3）其他药物治疗：雄激素治疗、曲唑酮和育亨宾。

3.用药注意事项与患者教育

（1）西地那非、伐地那非对视网膜中的PDE-6有选择性抑制作用，可致视觉异常，主要表现为眩光、蓝视。

（2）PDE-5抑制剂与抗高血压药物合用可产生轻微的协同降压作用。

（3）用药期间如果从坐、躺的姿势迅速起身时，可能出现头晕眼花或晕倒。

（4）用药期间应避免饮用葡萄柚汁。

（5）PDE-5抑制剂对健康男性的精液量、精液黏稠度、精子密度、精子活动力及精子正常形态无明显影响，即不影响生殖功能。

第十二章　血液系统疾病

第一节　缺铁性贫血（IDA）

考点1★　缺铁性贫血简述

1. 概述　IDA 是由于体内铁缺乏导致血红蛋白合成减少而引起的一种贫血，临床上以小细胞低色素性贫血、血清铁蛋白减少和铁剂治疗有效为特点。

2. 病因　铁摄入量不足；需铁量增加；铁吸收障碍；铁丢失过多。

3. 临床表现

（1）原发病表现：妇女月经过多、消化性溃疡、肠道寄生虫感染、肿瘤等。

（2）贫血表现：与血红蛋白下降的速度、患者的活动量有关，可能出现低血压、心率加快、口渴等血容量不足的表现。

（3）组织细胞缺铁表现：IDA 的黏膜损害较常见，表现为口角炎、舌炎、舌乳头萎缩、慢性萎缩性胃炎等；外胚叶组织营养障碍；缺铁可影响小儿生长发育，导致心理 - 行为障碍；一些患者可出现异食癖。

4. 诊断

（1）贫血诊断：男性 Hb < 120g/L，女性 Hb < 110g/L，孕妇 Hb < 100g/L。

（2）贫血程度 Hb 在 90 ～ 120g/L 为轻度贫血，60 ～ 90g/L 为中度贫血，小于 60g/L 为重度贫血。

（3）缺铁性贫血从血常规报告单上快速判断。

考点2★★★　缺铁性贫血的治疗

1. 口服铁剂

（1）不仅要纠正缺铁性贫血，还应补足已耗竭的储存铁，是治疗缺铁性贫血的首选方法，宜选用二价铁。成人治疗剂量：元素铁180～200mg/d；预防剂量：元素铁10～20mg/d。应根据血红蛋白水平估计补铁治疗剂量。

（2）Hb＞110g/L，补充元素铁总剂量5g；Hb 90～110g/L，补充元素铁总剂量10g；Hb＜90g/L，补充元素铁总剂量15g。

2. 静脉铁剂治疗

（1）胃肠不能吸收，或需要快速补铁的情况下，可以选择静脉或肌内注射补铁治疗。

（2）个体需要的总补铁量（mg）＝体重（kg）×0.24×〔Hb（目标值）–Hb（实际值）〕（g/L）+500 或 1000mg（储存铁）。

（3）静脉注射铁剂有右旋糖酐铁和蔗糖铁。

（4）注意首次用药前，先给予试验剂量，并且应具备治疗过敏反应的应急措施，1小时内无过敏反应再给予足量治疗。

考点3★★　缺铁性贫血用药注意事项与患者教育

1. 食物–铁剂相互作用　肉类、果糖、氨基酸、脂肪、维生素C可促进铁剂吸收；牛奶、蛋类、钙剂、磷酸盐、草酸盐等可抑制铁剂吸收；茶和咖啡中的鞣酸与铁剂形成不可吸收盐。

2. 药物–铁剂相互作用　抑酸药物影响三价铁转化为二价铁，避免长期服用；四环素、考来烯胺等阴离子药可在肠道与铁络合；碳酸氢钠可与亚铁生成难溶的碳酸铁，均影响铁剂的吸收；口服铁剂可加用维生素 C，胃酸缺乏者与稀盐酸合用有利于铁剂的解离。

3. 疗效监测　①在累积剂量每达 5g 时应检测 Hb 和铁蛋白水平。②为了补足储存铁，铁剂治疗应该在 Hb 正常后至少再补充铁剂 4～6 个月。

4. 服药前需要解释　①铁剂可致肠道蠕动减慢，引起便秘。②部分患者胃肠道反应较重，可在餐后服用。③铁剂使大便颜色变黑，可掩盖消化道出血或引起认为出血的担心。

5. 预防铁负荷过重　铁剂在胃肠道的吸收有黏膜自限现象，表现为铁的吸收与体内储存量有关，正常人的吸收率为 10%，缺铁性贫血者为 30%。长期使用铁制品来煎煮酸性食物，可腐蚀胃黏膜及使血循环中游离铁过量，出现细胞缺氧、酸中毒、休克和心功能不全，应及时清洗胃肠和对症治疗。

第二节　巨幼细胞性贫血

考点1★　巨幼细胞性贫血简述

1. 概述　巨幼细胞性贫血是 DNA 合成障碍所致的一组贫血，约 95% 为体内维生素 B_{12} 或（和）叶酸缺乏所致，称为营养性巨幼细胞性贫血。主要临床特点：大细胞性贫血；神经精神症状；骨髓中出现巨幼红细胞；维生素 B_{12} 或（和）叶酸治疗有效。

2. 病因　摄入量不足；需要量增加；吸收障碍；其他：利用障碍、长期血液透析等。

考点 2 ★　巨幼细胞性贫血临床表现与检查

1. 临床表现

（1）血液系统：起病缓慢，常有面色苍白、乏力、耐力下降、头昏、心悸等贫血症状。严重者全血细胞减少、反复感染和出血。

（2）消化系统：舌乳头萎缩表现，舌面光滑呈"牛肉样舌"；胃肠道黏膜萎缩引起食欲下降、恶心、腹泻或便秘。

（3）神经症状：肢体麻木、深感觉障碍、共济失调或步态不稳等表现。精神症状可有抑郁、失眠、记忆力下降、幻觉、人格改变等。单纯叶酸缺乏一般神经症状不明显，可能有抑郁症等情感障碍。

2. 检查与诊断

（1）血常规呈大细胞性贫血。

（2）骨髓穿刺检查细胞呈典型的巨幼性改变，可确诊。

（3）血清叶酸和维生素 B_{12} 水平下降。

（4）如果无条件进行上述检查，可以进行诊断性治疗。

考点 3 ★★★　巨幼细胞性贫血的治疗

去除病因和诱因，纠正偏食和不良烹饪习惯。同时补充叶酸及维生素 B_{12}。

1. 叶酸缺乏　口服叶酸。

2. 维生素 B_{12} 缺乏　给予足够维生素 B_{12}。

考点 4 ★　巨幼细胞性贫血用药注意事项与患者教育

1. 在不能确定只是单纯叶酸缺乏引起的巨幼细胞性贫血的情况下，要与维生素 B_{12} 联合治疗，以免加重神经精神损害。应用干扰叶酸酸合成药物治疗的患者应同时补充叶酸和维生素 B_{12}；全胃切除术后患者应预防性肌内注射维生素 B_{12}，每月 1 次。

2. 纠正偏食和不良烹饪习惯 适当吃新鲜果蔬，饮食烹调时间过长或温度过高会造成大量叶酸破坏，应避免高温长时间蒸煮。

3. 酗酒者戒酒。

4. 婴儿提倡母乳喂养，6 个月后及时添加辅食（菜泥、果菜汁、肝泥等）；孕妇宜每天补充专用的复合维生素片。

第十三章　肿　瘤

第一节　肿瘤的临床基础

考点1★　肿瘤的概述与病因

1. 概述　机体在某些致病因素的长期作用下，局部组织的细胞生长不受正常调控，导致其异常增生形成新生物，并可通过血液和淋巴循环在远隔部位蛰伏形成转移灶的一类疾病。根据肿瘤对人体的影响，可分为良性与恶性；恶性者可转移到其他部位，治疗困难，常危及生命。

2. 病因

（1）病毒感染：超过15%的肿瘤被认为与病毒有关。目前，病因关系被确立的包括：肝癌与乙型肝炎病毒（HBV）和丙型肝炎病毒（HCV）感染有关，鼻咽癌、Burkitt淋巴瘤及霍奇金淋巴瘤与人类疱疹病毒（EBV）感染有关，宫颈癌与人乳头瘤病毒（HPV）感染有关，所有类型卡波西肉瘤与卡波西肉瘤疱疹病毒（KSHV）感染有关。

（2）理化因素：吸烟、饮酒、超重和肥胖，长期暴露、接触或使用某些特定化学物质如砷、石棉、甲醛、染发剂、煤焦油等可导致肿瘤。紫外线辐射、电离辐射可诱发皮肤、血液系统及多种实体肿瘤。

（3）遗传因素：重要器官的常见肿瘤如鼻咽癌、食管癌、胃癌、结直肠癌和乳腺癌表现出遗传倾向，有家族聚集现象。

（4）其他因素：如年龄、性别、种族、炎症和地理因素等。

考点2★★　肿瘤的筛查、诊断与分期

1. 筛查　对易患某种肿瘤的高危人群，应用简单、经济、便捷的常规体格或辅助检查，如血液检查指标及B超、X线检查等能够行之有效地区分可疑肿瘤患者和非患者，发现早期无症状患者，以降低肿瘤发病率和死亡率，改善治疗结局。

2. 诊断

（1）临床表现：不同肿瘤类型早期并无特异性临床表现，易与先前存在的一些症状或体征相混淆，从而影响诊断的及时性和准确性。

局部表现：肿块、疼痛、溃疡，肿瘤引起的阻塞症状，肿瘤引起的压迫症状（如甲状腺癌压迫气管、食管、喉返神经时，引起呼吸困难、吞咽困难及声音喑哑等），肿瘤破坏所在器官结构和功能的症状（如肺癌、结直肠癌患者发生咯血、便血）等。

全身表现：发热、进行性消瘦、贫血、乏力、黄疸及肿瘤伴随综合征。

（2）影像学诊断：包括X线检查、计算机X线体层摄影（CT）、磁共振成像（MRD）、单光子发射计算机断层成像（SPECT）、正电子发射计算机断层成像（PET-CT）和超声成像。

（3）肿瘤标志物：是肿瘤细胞在生长过程中合成、释放的物质，或人体在肿瘤细胞刺激下释放的物质。特异性的重要肿瘤标志物主要有以下几种。①甲胎蛋白（AFP），用于肝癌诊断和鉴别诊断。②癌胚抗原（CEA），主要用于结直肠癌等腺癌诊断。③前列腺特异性抗原

（PSA），用于男性前列腺癌诊断。

（4）病理学诊断：缺乏此项诊断依据，肿瘤诊断不能完全确立。病理学诊断包括以下2种。①细胞病理学诊断，主要收集胃液、痰液、胸腔积液和腹腔积液等。②组织病理学诊断，经空芯针穿刺、钳取、切取或切除后，制成病理切片进行检查，是最理想的诊断依据。

3. 分期及释义　肿瘤分期均需描述肿瘤原发部位、淋巴结转移和远处转移情况。目前，国际抗癌联盟 / 美国癌症联合委员会（UICC/AJCC）建立的 TNM 分期系统是国内、外最为通用的实体肿瘤分期系统。根据临床流行病学研究结果，组合了数字和小写字母的 TNM 分期，依据患者生存率予以归类，即分为 I、II、III 和 IV 期。

第二节　肿瘤的治疗与预防

考点1★　恶性肿瘤治疗原则

制定个体化药物治疗方案时，遵循以下原则：选择肿瘤敏感药物；联合应用毒副作用不同的药物；联合应用时相特异性和非特异性药物；考虑到患者的个体差异。

考点2★★★　药物治疗

1. 化疗药物及临床应用

（1）化学治疗（以下简称"化疗"）原则：①肿瘤对化疗敏感。②所选的药物对该肿瘤在单药治疗时有较好疗效。③兼顾选择细胞周期特异性药物和细胞周期非特异性药物组成方案。④避免联合使用主要不良反应、作用机制等存在重叠的药物。

（2）常见化疗方式：根治性化疗、辅助化疗、新辅助化疗和姑息性化疗等。

（3）临床应用注意事项

1）给药途径：若肿瘤体积较大、血供不足，可将药物直接注射进入肿瘤所在的部位。

2）给药方法：缓慢静脉滴注、肌注或口服来延长药物作用时间。

3）给药间隔与顺序。

4）职业防护：医疗人员由于职业原因长期暴露于有化疗药物的环境中，可从呼吸道、皮肤等被动吸收化疗药物从而影响健康。脱发、骨髓抑制、生殖系统危害及致癌作用是化疗药物导致的典型职业危害临床表现，应该加强职业防护措施。

2. 靶向药物治疗　靶向药物是基于对特定点结构和功能的认识，挖掘对肿瘤细胞生存、增殖起关键作用且与正常细胞差异的微妙之处（即"靶点"），分为分子靶向、血管靶向、免疫靶向和细胞靶向。靶点检测结果的准确性与临床治疗的有效性关系重大，应客观看待靶向药物的临床价值。

3. 免疫治疗新趋势　靶向肿瘤的免疫哨点单抗药物程序性细胞死亡蛋白 –1（PD–1）及其配体（PD–L1）抑制剂，如帕博利珠单抗和纳武利尤单抗成为肿瘤药物治疗领域的研究热点。

考点3★★★　抗肿瘤药物不良反应及处理

1. 部分化疗药物引起的特殊毒副反应及处理

（1）环磷酰胺、异环磷酰胺：①主要不良反应为骨髓抑制、出血性膀胱炎。②处理及预防措施为停药、充分水化、化疗前、过程中给予美司钠解救。

（2）顺铂：①主要不良反应为耳、肾、神经毒性、消化道反应。②处理及预防措施为停药，控制出入量平衡，必要时使用糖皮质激素；止吐、补液治疗；避免合用肾毒性或耳毒性药物。

（3）米托蒽醌、多柔比星、表柔比星、吡柔比星：①主要不良反应为心脏毒素、骨髓抑制。②处理及预防措施为停药，抗心衰治疗，控制出入量平衡，监测心电图、UCG，计算累积剂量。

（4）甲氨蝶呤：①主要不良反应为肾毒性、肺纤维化、黏膜损伤。②处理及预防措施为水疗，亚叶酸钙、四氢叶酸钙解救，口腔护理等。

（5）阿糖胞苷：①主要不良反应为肝损害。②处理及预防措施为护肝治疗，促进尿酸排泄。

（6）博来霉素、平阳霉素：①主要不良反应为肺纤维化。②处理及预防措施为停药，换方案，监测肺功能。

（7）紫杉醇：①主要不良反应为过敏反应、心脏传导障碍、末梢神经炎。②处理及预防措施为停药，另建给药通路，糖皮质激素治疗，营养神经，B族维生素治疗。

（8）长春新碱、硼替佐米：①主要不良反应为末梢神经炎。②处理及预防措施为减量，严重时停药，营养神经，B族维生素治疗。

（9）5-氟尿嘧啶、伊立替康、卡培他滨：①主要不良反应为腹泻。②处理及预防措施为停药，监测大便情况，服用洛哌丁胺，补液、控制出入量和电解质平衡。

2. 抗肿瘤药物主要不良反应

（1）皮肤毒副反应：脱发、湿疹、多型红斑、色素变化等表现。

（2）过敏反应：门冬酰胺酶、紫杉醇、多西紫杉醇、甲基苄肼、替尼泊苷等容易引起过敏反应。

（3）心脏毒性：蒽环类抗生素容易引起急、慢毒性反应。

（4）肺毒性：包括博来霉素、丝裂霉素、甲氨蝶呤、吉西他滨和卡莫司汀等。

（5）骨髓抑制。

（6）恶心、呕吐：最常见的化疗反应之一，通常晚上呕吐较白天轻。

（7）腹泻：易引起腹泻的药物有 5- 氟尿嘧啶、伊立替康等。

考点4 ★　肿瘤预防

1.一级预防　又称病因预防，即针对肿瘤致病因素或危险因素采取的预防措施，以防止或减少肿瘤发生。包括烟草控制、合理膳食、加强体育运动、控制感染、减少职业与环境因素的暴露和化学预防等。

2.二级预防　指在肿瘤的临床前期做好早期发现、早期诊断、早期治疗的"三早"工作，具体方法包括普查、定期健康检查、高危人群重点项目监控及设立专科门诊等。

3.三级预防　是对已患病人群提供规范化诊治方案和康复指导，进行生理、心理、营养和锻炼指导；对晚期患者开展姑息和止痛疗法，以提高生存质量、延长生存期，并注重临终关怀。

第三节　缓和医疗

考点1 ★　缓和医疗简述

1.缓和医疗　过去称为姑息医疗，指对于不能治愈的晚期慢性病，在不影响疗效的前提下，尊重患者和家庭成员的意愿，力图预防、减轻或缓和患者的不适症状、改善其生活质量的疗法。

2. 临终关怀 对预期寿命少于 6 个月的慢病终末期患者的一项特殊疗护项目。

3. WHO 对缓和医疗理念的解释 ①正视生命的全过程、尊重死亡的正常过程，既不促进也不推延死亡。②提供有效的缓解疼痛和其他不适症状的治疗，结合心理精神治疗，给予全面的支持，尽可能提高患者的生活质量。③注意对家属的帮助和支持，使其能面对患者病期和死后的诸多问题。

4. 总体原则 尊重，有益，不伤害和公平。

考点 2 ★★★ 疼痛控制

1. 疼痛评估方法 可以采用数字评分法或笑脸评分法等。

2. 止痛治疗的目标 早期以无痛为目标，后期以疼痛不影响睡眠为目标；其次以在白天安静时无疼痛为目标；最后以站立、活动时短暂无疼痛为目标。

3. 镇痛治疗的方法 药物治疗、介入治疗、神经外科治疗、心理治疗等；其中药物是癌性疼痛治疗的主要方法。

4. 镇痛药物的选择 除了根据 WHO 癌症三阶梯止痛原则选择药物之外，还需要根据疼痛的性质选择合适的药物。例如：神经性疼痛使用阿片类 + 皮质类固醇；传入神经阻滞痛使用三环类抗抑郁药或抗惊厥药 + 阿片类和非阿片类药物；交感神经性疼痛使用交感神经阻滞；内脏痛、骨、软组织疼痛时，轻度疼痛用非阿片类，中重度疼痛用阿片类 + 非阿片类；其他，如颅内压增高用皮质类固醇，肌肉痉挛给予肌肉松弛剂。

5. 按阶梯给药

（1）第一梯度：非阿片类药物，多指 NSAIDs 药物，有封顶效应。

（2）第二梯度：弱阿片类药物，如可待因、二氢可待因、曲马多等。

（3）第三梯度：强阿片类，以吗啡为代表，主要药物有吗啡、芬太尼透皮贴剂、美沙酮、哌替啶、二氢埃托啡、羟考酮。

6. 推荐姑息治疗用于缓解癌症疼痛的基本药品

（1）轻度、中度疼痛：对乙酰氨基酚，布洛芬，双氯芬酸，曲马多，可待因。

（2）中度、重度疼痛：吗啡，芬太尼，羟考酮，美沙酮。

（3）神经病理性疼痛：阿米替林，卡马西平，地塞米松，加巴喷丁。

（4）内脏疼痛：丁溴东莨菪碱。

7. 各类镇痛药物特点

（1）非甾体类药物镇痛特点：有剂量极限性（即天花板效应）。

（2）阿片类止痛药物镇痛特点：无天花板效应；可因个体止痛之需要而增加剂量，价格低，剂量范围大，对重度疼痛有肯定的疗效。以下为不良反应及处理。便秘——可以加强通便药物，严重时灌肠治疗；口干——可以加强漱口；恶心及呕吐——可使用氟哌啶醇及甲氧氯普胺口服治疗；尿潴留——应按时排尿，会阴热敷，膀胱区按摩，导尿等。

考点 3 ★★ 消化系统症状的处理

1. 吞咽困难 ①针对痛性黏膜炎：配备作为餐前含

漱并吞咽的悬浊液；按照 1∶2∶8 的比例配制苯海拉明酊剂。②针对念珠菌病：克霉唑药片 10mg，每日 5 次或者氟康唑 150mg 口服后，100mg/d 口服治疗 ×5 天。③针对严重的口臭：抗微生物的漱口水；严格的口腔以及牙齿护理；用广谱抗生素治疗可能存在的呼吸道感染。

2. 恶心呕吐 使用氟哌啶醇、昂丹司琼，有痉挛和疼痛或出现呕吐时可以使用东莨菪碱。

3. 便秘。

4. 肠梗阻。

5. 厌食症，恶病质，脱水 药物性治疗措施为醋酸甲地孕酮，糖皮质激素。

考点 4 ★ 和缓医疗患者教育

不要忍受疼痛的折磨，规律服用镇痛药，必要时调整药物剂量，让患者无痛地生活，保证患者生活质量，对预期生命小于 2 周的患者，不推荐过度应用肠外营养支持和治疗。

第十四章　常见骨关节疾病

第一节　类风湿关节炎

考点1★　类风湿关节炎简述

1. 概述　类风湿关节炎（RA）是一种慢性、以炎性滑膜炎为主的系统性疾病。

2. 临床表现

（1）晨僵。

（2）多关节炎，特别累及手关节，对称性关节肿痛，关节畸形。

（3）皮下结节。

（4）类风湿因子阳性、抗环状胍氨酸抗体阳性、血沉增快。

（5）手和腕关节 X 线片显示受累关节骨侵蚀或骨质疏松。

（6）RA 还可有多系统损害改变，如间质性肺炎、血管炎、肾损害等，需要与其他疾病鉴别。

（7）关节畸形影响躯体功能，疼痛可以引起抑郁。

考点2★★★　类风湿关节炎常用药物治疗方案

1. 治疗的目标　除了控制症状，更为关键的是要应用改善病情的药物，延缓病情发展，避免致残。

2. 常用药物　分为五大类：①非甾类抗炎药（NSAIDs），

包括环氧化酶 -1（COX-1）和环氧化酶 -2（COX-2）。
②改善病情的抗风湿药（DMARDs）。③生物制剂。④糖
皮质激素。⑤植物药。

常用药物的应用

	NSAIDs	DMARDs	生物制剂	糖皮质激素	植物药制剂
作用	对症	改善病情	改善病情	改善病情+对症	改善病情
指征	按需使用	必须使用	DMARDs无效时使用	与DMARDs同时使用	少用
应用	1种	首选甲氨蝶呤（MTX）；可2种以上联合：MTX+其他任意一种	首选肿瘤坏死因子（TNF-α）拮抗剂：包括依那西普、英夫利西单抗和阿达木单抗	为DMARDs起效前的"桥梁"作用；或NSAIDs疗效不满意时的短期措施	
常用药物	布洛芬、萘普生、吲哚美辛、美洛昔康	甲氨蝶呤、柳氮磺吡啶、羟氯喹、来氟米特、青霉胺、金诺芬、硫唑嘌呤、环孢素、环磷酰胺	TNF-α拮抗剂：依那西普、英夫利西单抗和阿达木单抗、IL-6拮抗剂；IL-1拮抗剂：阿那白滞素；抗CD20单抗：利妥昔单抗；CTLA4-Ig：阿巴西普	每日泼尼松10mg或等效其他激素	雷公藤、青藤碱、白芍总苷

第二节　骨性关节炎

考点1★　骨性关节炎简述

1. 概述　骨性关节炎（OA）为以关节软骨退行性病变及继发性骨质增生为主要改变的慢性关节疾病。好发于膝、髋、手、足、脊柱等负重或活动较多的关节。病理可见滑膜增生、关节积液、软骨破坏，软骨 - 骨交界面骨质增生。影响日常活动功能，也影响多种慢病的管控。

2. 临床表现

（1）反复发作的关节疼痛、肿大、僵硬，和进行性的关节活动受限，伴有韧带稳定性下降以及肌肉萎缩。

（2）负重关节的骨关节炎会引起步态异常，增加跌倒风险；影响外出活动，严重影响生活质量。

（3）X线表现：早期检查正常，逐渐出现关节间隙狭窄、软骨下骨质硬化及囊性变、关节边缘骨赘形成、关节内游离骨片。严重者可以出现关节变形和半脱位。

考点2★　骨性关节炎的治疗与注意事项

1. 治疗　目的为减轻或消除疼痛，矫正畸形，改善或恢复关节功能，改善生活质量。

（1）非药物治疗：①超重和肥胖者减重。②锻炼、关节功能训练，肌肉训练。③物理治疗为增加局部血液循环、减轻炎症反应，包括热疗、水疗、超声波、针灸、按摩、牵引、经皮神经电刺激等。④辅助工具，如手杖、拐杖、助行器等；矫形支具或矫形鞋。

（2）药物治疗

1）局部药物治疗：乳剂、膏剂、贴剂和非 NSAIDs

擦剂。

2）全身镇痛药物：NSAIDs，首选对乙酰氨基酚。

3）关节腔注射：①透明质酸钠。②糖皮质激素。

4）改善病情类药物及软骨保护剂：①非选择性NSAIDs（布洛芬、萘普生、萘丁美酮、吲哚美辛、双氯芬酸）。②选择性COX–2抑制剂（洛索洛芬、依托度酸、美洛昔康、尼美舒利、塞来昔布）。

5）关节腔注射：①透明质酸钠，如口服药物治疗效果不显著，可联合关节腔注射透明质酸钠，注射前应抽吸关节液。②糖皮质激素，对NSAIDs药物治疗4～6周无效或不能耐受NSAIDs药物治疗、持续疼痛、炎症明显者，可行关节腔内注射糖皮质激素。长期使用可加剧关节软骨损害，每年最多不超过3～4次。

2. 用药注意事项与患者教育

（1）重在预防：注意关节保暖；避免关节过度劳累，避免不良姿势，减少不合理的运动，避免长时间跑、跳、蹲，减少或避免爬楼梯；减少负重。

（2）早期就诊：出现关节弹响、关节酸痛、关节僵硬症状应重视。

（3）休息与运动。

第十五章　常见病毒性疾病

第一节　病毒性乙型肝炎

考点 1★★　病毒性乙型肝炎简述

临床诊断　根据 HBV 感染者的血清学、病毒学、生物化学试验及其他临床和辅助检查结果，可将慢性 HBV 感染分为以下几种。

1. 慢性 HBV 携带者：多为年龄较轻的处于免疫耐受期的 HbsAg、HBeAg 和 HBV DNA 阳性者，肝组织病理学检查无病变或病变轻微。

2. HBeAg 阳性乙肝：血清 HBsAg 阳性、HBeAg 阳性、HBV DNA 阳性，ALT 持续或反复异常，或肝组织病理学检查有肝炎病变。

3. HBeAg 阴性乙肝：血清 HBsAg 阳性、HBeAg 持续阴性、HBV DNA 阳性，ALT 持续或反复异常，或肝组织病理学检查有肝炎病变。

4. 非活动性 HBsAg 携带者：血清 HBsAg 阳性、HBeAg 阴性、抗 –HBe 阳性或阴性，HBV DNA 低于检测下限，1 年内连续随访 3 次以上，每次至少间隔 3 个月，ALT 和 AST 均在正常范围。

5. 隐匿性乙肝：血清 HBsAg 阴性，但血清和（或）肝组织中 HBVDNA 阳性，并有乙肝的临床表现。

6. 乙肝性肝硬化：①组织病理学或临床检查结果提示存在肝硬化的证据。②病因学明确的 HBV 感染证据。

考点 2 ★★★　病毒性乙型肝炎的治疗

1. 总体目标　最大限度地长期抑制 HBV 复制，减轻肝细胞炎性坏死及肝纤维化，延缓和减少肝衰竭、肝硬化失代偿、肝癌及其他并发症的发生，从而改善生活质量和延长生存时间。

2. 抗病毒治疗的适应证　① HBV DNA ≥ 10^5 copies/mL。② ALT ≥ 2 倍正常上限值。③肝组织学显示 Knodell HAI ≥ 4，或 ≥ G2 炎症坏死。具有①并有②或③的患者应接受抗病毒治疗。

3. 抗病毒治疗药物

（1）α 干扰素：有广谱的抗病毒作用。

①剂型：有普通干扰素（短效）和聚乙二醇干扰素（长效 P E G-IFN）两种，每种又可分为 α-2a 和 α-2b。

②剂量和疗程：普通 IFN-α，每周 3 次或隔日 1 次，皮下或肌内注射，疗程 1 年或更长；PEG-IFN α-2a，皮下注射，每周 1 次，疗程 1 年或更长。

（2）核苷酸类似物

①药物：拉米夫定、阿德福韦、恩替卡韦、替比夫定和替诺福韦；首选替诺福韦和恩替卡韦，阿德福韦与其他药物无交叉耐药性，多用于病毒耐药后二线治疗。

②剂量和疗程：疗程不确定，倾向于长时间治疗；建议为 HBeAg 血清转阴后至少 1 年以上。

考点 3 ★★　病毒性肝炎用药注意事项与患者教育

1. 用药注意事项

（1）干扰素、利巴韦林可引起畸胎或胚胎致死效应，故治疗期间和治疗 6 个月内，所有育龄期妇女和男性均必须采取避孕措施。

（2）干扰素治疗的禁忌证：①妊娠。②精神病史、未能控制的癫痫。③未戒断的酗酒/吸毒者。④未经控制的自身免疫性疾病。⑥失代偿期肝硬化。⑦有症状的心脏病。⑧治疗前中性粒细胞百分比＜0.1和（或）血小板计数＜ $50×10^9$/L。

2. 患者教育

（1）预防肝炎的发生。

（2）接种疫苗。

（3）避免饮酒、疲劳和使用肝损害药物。

（4）避免漏服药物或自行停用药物。

第二节　艾滋病

考点1★★　艾滋病简述

1. 概述　获得性免疫缺陷综合征（AIDS）是由人类免疫缺陷病毒（HIV）所引起的传染病，在我国传染病防治法中被列为乙类传染病，属于性传播疾病。

2. 传播途径与高危人群

（1）传播途径：①性行为。②应用血液制品。③吸毒。④母婴传播。HIV感染者、无症状病毒携带者和艾滋病患者均是传染源。

（2）高危人群：同性恋、双性恋、多性伴侣及乱交者；静脉毒品者；多次接受输血及血液制品者；HIV/AIDS感染母亲所生的婴儿；处置HIV感染者并发生针刺伤等意外暴露的医务人员。

3. 临床表现与诊断

（1）临床表现与分期

1）急性感染期：症状轻微易被忽视，此期可查到

HIV 抗原和病毒 RNA，2～6 周抗 –HIV 阳性。

（2）无症状病毒携带期（临床潜伏期）：可持续 2～10 年或更长，平均 5 年；部分患者表现为持续性全身淋巴结肿大。

（3）艾滋病期：①机会性感染，如卡氏肺囊虫性肺炎。②恶性肿瘤，如卡波西肉瘤，多见于男同性恋艾滋病患者。

（2）诊断：确诊的实验室检查。①蛋白免疫印迹法检测：HIV 抗体阳性为确证结果。② HIV–RNA 定量检测 ≥ 2 次阳性。

考点 2 ★★ 艾滋病药物治疗

1. 目标 抑制病毒复制；重建患者的免疫系统；预防和减少机会性感染及肿瘤的发生；有效缓解病情，延长生存期。

2. 抗病毒治疗

（1）核苷酸类逆转录酶抑制剂（NRTIs）：拉米夫定、齐多夫定、司他夫定、替诺福韦等常用。

（2）非核苷酸类逆转录酶抑制剂（NNRTIs）：奈韦拉平、依非韦仑、地拉韦定。

（3）蛋白酶抑制剂（PIs）：利托那韦、安普那韦、洛匹那韦、替潘那韦、替拉那韦。

（4）整合酶链转移抑制剂（II）：雷特格韦。

（5）膜融合抑制剂（FIs）。

（6）CCR5 拮抗剂。

目前国内免费治疗的一线方案为：拉米夫定 + 司坦夫定 + 奈韦拉平。

3. 注意事项与患者教育 有效抗病毒治疗后，患者可以长期生存，恢复自身的正常社会功能。目前尚无有效的疫苗。治疗艾滋病的一线药物目前是免费提供给患者。

第三节　带状疱疹

考点1★　带状疱疹简述

1. 概述　带状疱疹是潜伏在人体脊髓神经后根神经节的神经元内的水痘 – 带状疱疹病毒（VZV）所引起的皮肤疾病。

2. 临床表现和诊断　神经痛是显著特征，皮损消退后可长期遗留神经痛，重者可遗留神经麻痹；多发生于中老年人，其临床特征为沿神经分布的簇集性疱疹。

考点2★　带状疱疹的治疗与用药注意事项

1. 治疗

（1）抗病毒治疗：尽早应用；首选阿昔洛韦，疗程7～10天；伐昔洛韦经肝脏代谢为阿昔洛韦，其口服生物利用度大于阿昔洛韦。

（2）局部治疗：疱疹未破可外擦 0.25% 炉甘石洗剂或阿昔洛韦软膏；疱疹破溃时，3% 硼酸溶液或 0.5% 新霉素溶液湿敷。

（3）对症治疗神经痛：对乙酰氨基酚、布洛芬等；后遗严重神经痛患者可予以卡马西平、加巴喷丁、普瑞巴林、盐酸阿米替林；疼痛严重者可做神经阻滞或椎旁神经封闭。

（4）物理治疗：红外线或超短波照射治疗等。

2. 用药注意事项与患者教育

（1）告知患者及早就医与治疗，坚持正确的药物剂量和疗程，保持皮损清洁。

（2）患者皮损疱液或溃烂面含有病毒，避免接触未患过水痘的儿童和其他易感者。

（3）阿昔洛韦主要经肾排泄，可导致急性肾小管坏死，肾功能不全患者需减量使用。

第四节　单纯疱疹

考点1★　单纯疱疹简述

1. 概述　单纯疱疹是由人单纯疱疹病毒（HSV）感染所引起的一组以皮肤改变为主的常见传染病。

2. 发病机制及感染途径

（1）人是HSV唯一的自然宿主，HSV主要存在于感染者的疱疹液、唾液及粪便中；急性期HSV患者及带病毒"正常人"为传染源。

（2）HSV是双股DNA病毒，分为HSV-Ⅰ型和HSV-Ⅱ型。Ⅰ型主要在幼年感染，主要侵犯面部皮肤黏膜、脑。Ⅱ型主要感染在成年后，通过性传播或新生儿围产期在宫内或产道感染；主要侵犯生殖器、肛门等部位及新生儿的感染；两者间存在交叉免疫。

3. 临床表现与分型

（1）HSV-Ⅰ感染：70%～90%的成人曾感染过HSV-Ⅰ；病毒潜伏于人体多数器官内，当机体免疫功能低下时HSV被激活复制，包括皮肤口腔疱疹、眼疱疹、疱疹性脑炎。

（2）HSV-Ⅱ感染：①生殖器疱疹属于性传播疾病。②新生儿疱疹由HSV-Ⅱ母婴垂直传播所致。轻者为皮肤疱疹，重者可有中枢神经系统感染及全身各脏器血行性播散性感染。

（3）HSV 感染和艾滋病：生殖器单纯疱疹患者易感染 HIV，艾滋病患者中 HSV 感染率也明显升高，与相同的感染途径有关；艾滋病患者生殖器疱疹复发率高且病情重。

4. 治疗　一般症状轻，自限性，不需特殊治疗。

（1）局部治疗：0.25% 炉甘石洗剂、1% 喷昔洛韦软膏外擦，1% 碘苷液滴眼等。

（2）抗病毒治疗：阿昔洛韦、伐昔洛韦。

5. 患者教育

（1）新生儿及免疫功能低下者应尽可能避免接触 HSV 感染者。

（2）对患有生殖器疱疹的产妇，宜行剖腹产，以避免胎儿分娩时感染。

（3）可选用 HSV 疫苗进行预防接种。

第十六章 妇科系统常见疾病

第一节 阴道炎

考点★★★ 阴道炎

1. 病因及发病机制

（1）细菌性阴道病：菌群失调，厌氧菌大量繁殖。

（2）滴虫性阴道炎：①间接感染。②直接感染。

（3）外阴阴道假丝酵母菌病：①自身感染。②间接感染。③直接感染。

真菌性阴道炎的诱因：①阴道内酸碱度改变。②长期应用广谱抗生素。③长期应用肾上腺糖皮质激素和免疫抑制剂。④长期口服避孕药。⑤糖尿病患者。

2. 临床表现

（1）细菌性阴道病：①鱼腥臭味的灰白色的白带，阴道灼热感、瘙痒。②pH 值达 5.0～5.5，比正常高。

（2）滴虫性阴道炎：有 25% 的患者常无自觉症状。①瘙痒、灼痛和白带增多，性交痛。②泡沫样白带，为黏液或脓性，有腥臭味。

（3）外阴阴道假丝酵母菌病：①瘙痒感，有搔抓痕迹。②烧灼感，或有排尿困难和疼痛。③阴道分泌物黏稠，呈奶酪或豆腐渣样或白色片。④阴道壁有白色伪膜状物，且不易脱落。

3. 药物治疗

（1）细菌性阴道炎：①首选甲硝唑口服。②替代方案为替硝唑。③不耐受者可选克林霉素，或选用克林霉素栓。

（2）滴虫性阴道炎：初次治疗首选甲硝唑；次选替硝唑。

（3）外阴阴道假丝酵母菌病：治疗原则为首先消除诱因，及时停用广谱抗菌药、雌激素等药物，积极治疗糖尿病。根据患者情况选择局部或全身应用抗真菌药物，以局部用药为主。

1）单纯性 VVC：将下列药物放置于阴道内。克霉唑制剂；咪康唑制剂；制霉菌素制剂。

2）复杂性 VVC

①重度 VVC：在单纯性 VVC 治疗的基础上多延长一个疗程的治疗时间。

②复发性 VVC：1 年内有症状并经真菌学证实的VVC 发作 ≥ 4 次，积极寻找并祛除诱因，预防复发。

③妊娠合并 VC：局部治疗为主，禁用口服唑类抗真菌药物。可选用克霉唑栓剂、硝酸咪康唑栓剂、制霉菌素栓剂，以 7 日疗法效果好。

④非白假丝酵母菌 VVC：治疗效果差。可选择非氟康唑的唑类抗真菌药物作为一线药物并延长治疗时间；若出现复发，可选用硼酸胶囊放于阴道内。

4. 用药注意事项与患者教育

（1）硝基咪唑类药物甲硝唑无论是口服还是阴道给药，由于"双硫仑样反应"，治疗期间和治疗结束后的 1 日内均不可摄入酒精。

（2）阴道局部用药者需将药物放入阴道深处，保持外阴清洁，月经期避免用药。

（3）复发性 VVC 患者，治疗前建议进行阴道分泌物真菌培养和药敏试验。

第二节 盆腔炎性疾病（PID）

考点1★ 盆腔炎性疾病

1.病因及发病机制 PID外源性病原体主要为性传播疾病病原体，如沙眼衣原体、淋病奈瑟球菌。内源性病原体来自原寄居于阴道内的微生物群，包括需氧菌及厌氧菌，以两者混合性感染多见。

2.临床表现 PID可因感染的病原体各异、炎症轻重及范围大小而有不同的临床表现。轻者无症状或症状轻微。常见症状为下腹痛和阴道分泌物增多。若病情严重，可有寒战、高热、头痛、食欲缺乏等全身症状。

3.治疗 PID若未能得到及时、彻底治疗，可导致不孕、输卵管异位妊娠、慢性盆腔痛，炎症易反复发作。

（1）治疗原则：以抗菌药物治疗为主，必要时行手术治疗。抗感染治疗原则为经验性、广谱性、及时性和个体化。

（2）治疗方法

1）门诊治疗：若患者一般情况好，症状轻，能耐受口服抗菌药物，并有随访条件，可在门诊给予口服或肌内注射抗菌药物治疗。

2）住院治疗：若患者一般情况差，病情严重，伴有发热、恶心、呕吐；或有盆腔腹膜炎；或输卵管－卵巢脓肿，均应住院给予抗菌药物为主的综合治疗，静脉滴注给药、起效快。

3）手术治疗：主要用于治疗抗菌药物控制不满意的输卵管－卵巢脓肿或盆腔脓肿。

4.用药注意事项与患者教育

（1）静脉给药治疗者应在临床症状改善后继续静脉给药至少 24 小时，然后转为口服药物治疗，总治疗时间至少持续 14 日。

（2）药物治疗持续 72 小时无明显改善者应重新评估，确认诊断并调整治疗方案。

（3）提醒患者应用头孢菌素类药物期间及用药 1 周内应避免饮酒或酒精性饮料。

第三节　多囊卵巢综合征（PCOS）

考点1★　多囊卵巢综合征

1.临床表现　PCOS 一般在青春期起病，临床表现复杂，主要有月经异常、高雄激素表型（多毛症、痤疮或高雄激素血症）、肥胖和不孕等。我国 PCOS 人群特点为高雄激素表型较轻、体重指数较低、合并代谢综合征比率高、高雄激素血症者代谢问题突出。

2.诊断　我国对于青春期 PCOS 的诊断必须同时符合以下 3 项指标：①初潮后月经稀发持续至少 2 年或闭经。②高雄激素临床表现或高雄激素血症。③超声下"多囊卵巢"表现。

3.治疗

（1）生活方式干预：规律饮食与生活习惯能够有效改善机体糖脂代谢和内分泌状态，同时可补充微量元素、促进新陈代谢、增强免疫力，减轻并维持体重。体重减轻后，30% 合并不孕的 PCOS 女性可恢复排卵并自然妊娠。

（2）代谢紊乱调整

1）改善胰岛素抵抗药物：二甲双胍，适用于伴胰岛素抵抗的 PCOS 女性；噻唑烷二酮类胰岛素增敏剂，常用于二甲双胍禁忌或疗效不佳时的无生育要求 PCOS 女性，常见药物如吡格列酮、罗格列酮。

2）减肥药物：经生活方式干预控制不好的肥胖 PCOS 女性可以选择奥利司他口服治疗以减少脂肪吸收。

3）其他：减肥手术可能是严重肥胖 PCOS 女性的选择之一。

（3）高雄激素表型症状的治疗：缓解高雄激素表型（多毛症、痤疮和男性样脱发）是治疗的主要目的。常用药物有：短效复方口服避孕药、孕酮类行生物以及螺内酯。

（4）调整月经周期：周期性使用孕激素、短效 COC 和雌、孕激素周期序贯治疗。

（5）促进生育策略：先进行生活方式干预、抗雄激素和改善胰岛素抵抗等基础治疗。在改善代谢和健康问题后仍未怀孕者，可予药物促排卵等治疗。

1）药物诱导排卵：枸橼酸氯米芬、来曲唑、二甲双胍和促性腺激素。

2）腹腔镜卵巢打孔术或楔形切除。

3）体外受精 – 胚胎移植。

4.用药注意事项与患者教育

（1）PCOS 女性的治疗不能局限于当前的体型、生育或月经等问题，还需重视远期并发症的预防。

（2）对 PCOS 女性应建立一套长期的健康管理策略。

（3）接受促排卵药物的患者中，约 20% 发生不同程度卵巢过度刺激综合征。

第四节　绝经综合征

考点1★★　围绝经期综合征简述

1.概述　绝经是卵巢功能的衰竭或停止。

2.临床表现

（1）月经紊乱。

（2）雌激素下降有关症状：①血管舒缩症状→潮热，特征性症状。②神经精神症状→抑郁、焦虑、多伴有性功能衰退。③泌尿生殖道症状→生殖道萎缩、子宫脱垂、尿失禁。④心血管症状→心悸、胸闷不适。⑤骨质疏松。⑥其他：睡眠障碍、痛经、便秘等。

考点2★★★　围绝经期综合征的治疗

1.心理治疗。

2.绝经激素治疗（MHT）

（1）适应证：在卵巢功能开始衰退并出现相关症状时即可应用；如果绝经10年后再开始用MHT，则不良反应的风险增加。

（2）禁忌证：已知或可疑妊娠，原因不明的阴道流血，已知或可疑患乳腺癌，已知或可疑患性激素依赖性恶性肿瘤，近6个月内患活动性静脉或动脉血栓栓塞性疾病，严重肝肾功能障碍、脑膜瘤等。

（3）MHT具体治疗方案

①单纯孕激素补充：用于绝经过渡期，调整卵巢功能衰退过程中的月经问题。方案为地屈孕酮、微粒化黄体酮胶丸或胶囊、醋酸甲羟孕酮、周期用10～14天。

②单纯雌激素补充：用于已切除子宫的妇女。方案

为结合雌激素、戊酸雌二醇片、半水合雌二醇贴。

③雌孕激素序贯用药：用于有完整子宫、绝经后期仍希望有月经样出血的妇女。方案为模拟生理周期，在用雌激素的基础上，每月加用孕激素 10～14 天。

④雌孕激素联合用药：用于绝经后期不希望有月经样出血的妇女。

（4）阴道局部雌激素的应用

①局部用药适应证：仅为改善泌尿生殖道萎缩症状。

②局部用药方法：阴道用药，每日 1 次，连续使用 2 周症状缓解后，改为每周用药 2～3 次。

③局部用药注意事项：使用不经阴道黏膜吸收的雌激素，如普罗雌烯阴道片和乳膏，理论上无需加用孕激素。

3. 用药注意事项与患者教育

（1）性激素的不良反应：雌激素（雌二醇）剂量过大可引起乳房胀痛、白带增多、头痛、水脚、色素沉着等，应酌情减量，或改用雌三醇；使用孕激素可出现抑郁、易怒、乳房胀痛和水肿，患者常不易耐受。

（2）应用 MHT 会导致子宫出血，子宫内膜癌和卵巢癌的发病风险轻度增加。

（3）MHT 能通过改善胰岛素抵抗而明显降低糖尿病风险。

第五节　避孕保健

考点1★★　避孕方法

1. 激素避孕

（1）作用机制

1）抑制排卵。

2）改变宫颈黏液性状。

3）改变子宫内膜形态与功能。

4）改变输卵管功能。

（2）常用避孕药物种类：第一代复方口服避孕药的孕激素主要为炔诺酮。第二代复方口服避孕药的孕激素为左炔诺孕酮，活性比第一代强，有较强抑制排卵作用。第三代复方口服避孕药的孕激素结构更接近天然黄体酮，有更强孕激素受体亲和力，活性增强，同时几乎无雄激素作用，减少了不良反应。目前市场上供应的内含第三代复方短效口服避孕药（COC）有复方去氧孕烯雌醇片、复方孕二烯酮片。

1）口服避孕药：①复方短效口服避孕药。②复方长效口服避孕药——少用、淘汰。

2）长效避孕针：①雌、孕激素复合制剂。②单孕激素制剂。

3）探亲避孕药：少用、淘汰。

4）缓释避孕药：①皮下埋植剂。②缓释阴道避孕环。③避孕贴片。

5）紧急避孕药：无保护性生活后或避孕失败后几小时或几日内，妇女为防止非意愿性妊娠的发生而采用的补救避孕法，称为紧急避孕。紧急避孕药主要有：①雌激素 – 孕激素复方制剂。②单孕激素制剂。③抗孕激素制剂。

（3）使用方法

1）复方短效口服避孕药。①一、二代（复方炔诺酮片、复方甲地孕酮片）：于月经第 5 日开始服用第 1 片，连服药 22 日，停药 7 日后服第 2 周期。②第三代（复方去氧孕烯片、复方孕二烯酮片、屈螺酮炔雌醇片和炔雌醇环丙孕酮片）：于月经第 1 日服药，连服 21 日，停药 7 日后服用第 2 周期。③三相片：每日 1 片，连服 21 日。

2）紧急避孕药。①激素 - 孕激素复方制剂：复方左炔诺孕酮片，在无保护性生活后 72 小时内服 4 片，12 小时后再服 4 片。②单孕激素制剂：左炔诺孕酮片，无保护性生活 72 小时内服 1 片，12 小时重复 1 片。③抗孕素制剂：米非司酮片，无保护性生活 72 小时内服用 1 片即可。

（4）避孕药禁忌证

1）哺乳期不宜使用。

2）严重心血管疾病、血栓性疾病不宜应用。

3）急、慢性肝炎，肾炎，精神病，严重偏头痛、糖尿病、甲状腺功能亢进症不宜应用。

4）年龄 > 35 岁的吸烟女性服用避孕药可增加心血管疾病发病率，不宜长期服用。

5）恶性肿瘤、癌前病变。

（5）避孕药不良反应及处理

1）类早孕反应。

2）不规则阴道流血：又称突破性出血；多数发生在漏服避孕药后，少数未漏服避孕药也可能发生，轻者不用处理；流血偏多者，加服雌激素直至停药；流血似月经量或流血时间已近月经期，则停止服药，作为一次月经来潮；于出血第 5 日再开始服用下一周期的药物，或更换避孕药。

3）闭经：停药后月经不来潮，需除外妊娠，停药 7 日后可继续服药，若连续停经 3 个月，需停药观察。

4）体重及皮肤变化：新一代口服避孕药屈螺酮炔雌醇片有抗盐皮质激素的作用，可减少水钠潴留。

5）对机体代谢的影响：①对糖代谢的影响。可出现糖耐量改变，停药后恢复正常。②对脂代谢的影响。长期应用甾体激素避孕药增加卒中、心肌梗死的发病概率。

6）雌激素：使凝血因子升高，可发生血栓性疾病；目前国内使用的甾体避孕药属于低剂量甾体激素避孕药，并不增加血栓性疾病的发病率。

7）对肿瘤的影响：是否增加乳腺癌的发生，近年仍有争议；复方口服避孕药中孕激素成分可减少子宫内膜癌的发病概率；长期服用复方口服避孕药也可降低卵巢癌的发病风险。

8）对子代的影响：复方短效口服避孕药，激素含量低，停药后即可妊娠，不影响子代生长与发育；长效避孕药内含激素成分及剂量与短效避孕药有很大不同，停药后6个月妊娠较安全。

9）其他：头痛、消化道反应、乳房胀痛。

2. 宫内节育器

（1）适应证：宫内节育器是一种安全、有效、简便、经济、长效和可逆的避孕方法。带铜宫内节育器可用于紧急避孕，在无保护性生活后5天（120小时）之内放入，有效率达95%以上。

（2）禁忌证：①妊娠或妊娠可疑。②生殖道急性炎症。③流产、引产、分娩后，有出血或潜在感染可能。④生殖器官肿瘤。⑤生殖器官畸形，如双子宫和宫颈口过松，或子宫脱垂。⑥严重全身性疾病。⑦铜过敏史。

（3）术后注意：①术后休息3日，1周内忌重体力劳动，2周内忌性交及盆浴，保持外阴清洁。②术后遵医嘱定期随访。③不良反应：常见的是不规则阴道出血；少数可出现白带增多或伴下腹胀痛。④绝经过渡期停经1年内应取出。

3. 其他避孕方法

（1）屏障避孕法。

（2）外用杀精剂。

（3）周期性禁欲。

考点2★★ 避孕失败的补救措施

（1）手术流产。

（2）药物流产：米非司酮＋米索前列醇（3天后，0.6mg）。

第十七章 中毒解救

第一节 概 述

中毒的一般处理：清除未吸收毒物（第一步）→加速毒物排泄（第二步）→药物拮抗毒物（第三步）。

考点1★★★ 清除未吸收的毒物

1. 吸入性中毒 应尽快使患者脱离中毒环境，呼吸新鲜空气，必要时给予氧气吸入、进行人工呼吸。

2. 经皮肤和黏膜吸收中毒

（1）清洗：皮肤接触腐蚀性毒物者，冲洗时间要求达15～30分钟，并用适当的中和液或解毒液冲洗。

（2）阻止毒物扩散：对由伤口进入或其他原因进入局部的药物中毒，要用止血带结扎，尽量减少毒物吸收，必要时行局部引流排毒。

（3）眼部处理：必须立即用清水冲洗至少5分钟，并滴入相应的中和剂；对固体的腐蚀性毒物颗粒，要用器械的方法取出结膜和角膜异物。

3. 经消化道吸收中毒

（1）催吐方法：可饮水500～600mL，刺激咽弓和咽后壁使之呕吐，应注意以下几点。①对昏迷状态患者应禁止催吐。②中毒引起抽搐、惊厥未被控制之前不宜催吐。③患食管静脉曲张、主动脉瘤、胃溃疡出血、严重心脏病等不宜催吐。④孕妇慎用。⑤当呕吐时，患者头部应放低或转向一侧。

（2）洗胃

1）方法1：饮洗胃液 200 ～ 400mL 后，用压舌板刺激咽部，促使呕吐，并反复进行，直到呕吐出清水而无特殊气味为止。

2）方法2：也可采用胃管插入进行洗胃，对急性中毒患者尽量将胃内容物先抽出后再洗胃，应多次反复冲洗，直到洗出液与注入的液体一样清澈为止。

洗胃注意事项：①中毒毒物进入体内时间在 4 ～ 6 小时应洗胃，超过 4 ～ 6 小时毒物大多吸收。②中毒引起的惊厥未被控制之前禁止洗胃。③每次灌入洗胃液为 300 ～ 400mL，每次最多不超过 500mL。④强腐蚀剂中毒患者禁止洗胃，因可能引起食管及胃穿孔。⑤洗胃时要注意减少注入液体压力，防止胃穿孔。⑥挥发性烃类化合物口服中毒患者不宜洗胃。⑦将胃内容物抽出做毒物分析鉴定。

考点 2 ★★　加速毒物排泄的方法

1. 导泻　用硫酸钠或硫酸镁 15 ～ 30g 溶解于 200mL 水中内服导泻，以硫酸钠较为常用。注意事项：①若毒物引起严重腹泻不能导泻。②腐蚀性毒物中毒或极度衰弱者禁用导泻法。③镇静药与催眠药中毒避免使用硫酸镁导泻。镇静催眠药、磷化锌等磷化物灭鼠药中毒禁用硫酸镁导泻。

2. 灌肠　洗肠一般用 1% 微温盐水、1% 肥皂水或清水，或将药用炭加于洗肠液中。

3. 利尿　通常采用的方法为静脉补液后，给予静脉注射呋塞米 20 ～ 40mg。

4. 血液净化　可迅速清除体内毒物；血液净化的方

法主要有血液透析、腹膜透析、血液灌注、血液滤过和血浆置换等。

考点 3 ★★★　中毒后药物的拮抗

1. 物理性拮抗剂　药用炭等可吸附中毒物质，蛋白、牛乳可沉淀重金属，并保护润滑黏膜。

2. 化学性拮抗剂　酸碱中和、二巯丙醇夺取已与组织中酶系统结合的金属物等。

3. 生理性拮抗剂　阿托品拮抗有机磷中毒，毛果芸香碱拮抗颠茄碱类中毒，纳洛酮拮抗吗啡中毒，氟马西尼拮抗苯二氮䓬类中毒。

考点 4 ★★★　特殊解毒剂

1. 二巯丙醇（BAL）　用于砷、汞、金、铋及酒石酸锑钾中毒。

2. 二巯丁二钠（二巯琥珀酸钠）　用于砷、汞、锑、铅的中毒，并预防镉、钴、镍的中毒。

3. 依地酸钙钠（解铅乐、EDTA Na-Ca）　用于铅、锰、铜、镉等中毒，尤以铅中毒疗效好，也可用于镭、钚、铀、钍中毒。

4. 亚甲蓝（美蓝）　用于氰化物中毒，小剂量可治疗高铁血红蛋白血症（亚硝酸盐中毒等）。

5. 硫代硫酸钠（次亚硫酸钠）　用于氰化物中毒，也用于砷、汞、铅中毒。

6. 亚硝酸钠　治疗氰化物中毒。

7. 碘解磷定　用于有机磷中毒。

8. 氯解磷定　用于有机磷中毒。

9. 双复磷　用于有机磷中毒。能通过血–脑屏障。

10. 双解磷　用于有机磷中毒，其不能通过血–脑屏障。

11. 盐酸戊乙奎醚 用于有机磷农药中毒和中毒后期或胆碱酯酶（ChE）老化后治疗（维持阿托品化）。

12. 乙酰胺（解氟灵） 用于有机氟杀虫农药中毒。

13. 乙酰半胱氨酸 用于对乙酰氨基酚过量所致的中毒

14. 盐酸烯丙吗啡（纳络芬） 用于吗啡、哌替啶急性中毒。

15. 纳洛酮 用于急性阿片类中毒及急性乙醇中毒。

16. 青霉胺（D–盐酸青霉胺） 用于铜、汞、铅中毒的解毒，治疗肝豆状核变性病。

17. 氟马西尼 用于苯二氮䓬类药过量或中毒。

18. 谷胱甘肽 用于丙烯腈、氟化物、一氧化碳、重金属中毒。

第二节 催眠药、镇静药、阿片类及其他常用药物中毒

考点1★ 巴比妥类和苯二氮䓬类镇静催眠药中毒

1. 主要药物

（1）巴比妥类镇静催眠药：苯巴比妥、异戊巴比妥、司可巴比妥等。

（2）苯二氮䓬类镇静催眠药：地西泮、硝西泮、氯硝西泮、氟西泮、三唑仑等。

2. 中毒药物确认方法

（1）有过量服用或误用巴比妥类/苯二氮䓬类药物史。

（2）有嗜睡、眩晕、运动失调、意识障碍，昏迷，

呼吸抑制，血压下降。

（3）血液、呕吐物及尿液的巴比妥/苯二氮䓬类测定有助于确定中毒物质。

3. 中毒表现　表现为中枢神经系统抑制。巴比妥类抑制重，苯二氮䓬类抑制轻。

4. 中毒解救　催吐，洗胃，导泻，利尿。

（1）对症处理：①血压下降——升压药。②呼吸抑制——给氧，必要时人工呼吸，酌用呼吸兴奋药如尼可刹米。

（2）特效解毒剂：苯二氮䓬类有特效性解毒剂为氟马西尼；巴比妥类无特效解毒剂。

考点2★★★　阿片类药物中毒

1. 主要药物　主要包括阿片、吗啡、可待因、复方樟脑酊等，主要作用是抑制中枢神经系统。

2. 中毒药物确认方法

（1）有过量使用或误用吗啡类药物史。

（2）中毒表现。

（3）血、尿和胃内容物检测有三环类药物存在。

3. 救治措施

（1）如系口服中毒，以1:2000高锰酸钾溶液洗胃，以硫酸镁溶液或硫酸钠溶液导泻，中毒较久的口服中毒患者，仍应洗胃；如系皮下注射过量吗啡中毒，迅速用止血带扎紧注射部分上方，局部冷敷。

（2）救治期间：禁用中枢兴奋剂，因其可与吗啡类对中枢神经的兴奋作用相加而诱发惊厥；亦不可用阿扑吗啡催吐，以免加重中毒。

（3）常用解毒药和拮抗药：纳洛酮和烯丙吗啡为阿片类药物中毒的拮抗剂；阿片成瘾者可出现急性戒断综

合征。

考点 3 ★　苯丙胺类物质中毒

1. 主要药物　苯丙胺类化合物主要有：苯丙胺（安非他明）、甲基苯丙胺（冰毒）、二亚甲基双氧苯丙胺（摇头丸）。

2. 急性中毒特征

（1）兴奋、精神体力活跃，动作快而不准确，焦虑、紧张、惊惶、自杀或杀人、震颤、意识紊乱、眩晕。

（2）严重可见谵妄、躁狂、幻觉、偏执型精神分裂、心动过速、呼吸增强、血压或高或低、高热、大汗淋漓、昏迷、心律失常、颅内出血，循环衰竭甚至死亡。

3. 救治措施

（1）催吐、药用炭洗胃。

（2）酸化尿液：口服氯化铵或给予维生素 C 酸化尿液促进毒物排出。

（3）极度兴奋和躁狂患者给予氟哌啶醇。

（4）高血压和中枢神经系统兴奋者给予氯丙嗪；显著高血压给予硝普钠等血管扩张剂。

（5）选用地西泮或短效巴比妥类药物控制中枢兴奋及惊厥。

（6）苯丙胺类物质中毒无特效解毒药。

考点 4 ★★　瘦肉精中毒

1. 概述　瘦肉精（药品通用名为克仑特罗）属强效 β_2 受体激动剂，可引起交感神经兴奋，治疗量下呈松弛支气管平滑肌的作用。

2. 中毒药物确认的方法

（1）发病前进食含有瘦肉精的动物内脏或肉类。

（2）交感神经兴奋相关症状：如心悸、心动过速、多汗、肌肉震颤等。

（3）血、尿、胃内容物中有克仑特罗药存在。

3. 救治措施

（1）轻度中毒：停止饮食，平卧，多饮水，静卧后可好转。

（2）重度中毒：催吐、洗胃、导泻；监测血钾，适量补钾；口服或者静脉滴注 β 受体阻断剂如普萘洛尔、美托洛尔、艾司洛尔等。

考点5 ★★★　急性乙醇中毒

1. 概述　乙醇即酒精，纯乙醇的致死量，婴儿为 6～30mL，儿童约为 25mL；成人引起中毒的乙醇量个体差异很大，一般为 70～85mL，其致死量为 250～500mL；血中乙醇浓度达 0.35%～0.40% 时可导致死亡。

2. 中毒药物确认的方法

（1）明确的过量酒精或含酒精饮料摄入史。

（2）呼出气体或呕吐物有酒精气味。

（3）上述两项的基础上检测血液或呼出气体酒精乙醇浓度超过 11mmol/L（50mg/dL）。

3. 急性中毒表现　兴奋期；共济失调期；昏睡期。

4. 措施救治　单纯急性轻度酒精中毒不需治疗。

（1）由于酒精吸收迅速，催吐、洗胃和活性炭不适用。

（2）静脉注射 50% 葡萄糖注射液 100mL，胰岛素 20U；同时肌内注射维生素 B_1、维生素 B_6 及烟酸各 100mg，适当补充维生素 C 有利于酒精氧化代谢。

（3）促酒精代谢药物：美他多辛。

（4）纳洛酮：能解除酒精中毒的中枢抑制，并能促进乙醇体内转化，缩短昏迷时间，有催醒作用。

（5）慎重使用镇静剂：勿用吗啡及巴比妥类药，防止加重呼吸抑制。

（6）血液透析。

第三节 有机磷、香豆素类杀鼠药、氟乙酰胺、氰化物、磷化锌及各种重金属中毒

考点1★★★ 有机磷的中毒表现

1. 有机磷中毒种类 敌百虫、敌敌畏、马拉硫磷、对硫磷、内吸磷、乐果。

2. 有机磷中毒毒理 有机磷＋胆碱酯酶＝磷酰化胆碱酯酶复合物→老化。

3. 中毒表现

（1）毒蕈碱样症状（M）：由于副交感神经异常激动，导致内脏平滑肌、腺体以及汗腺等兴奋，产生与毒蕈碱中毒类似的症状。表现为食欲减退、恶心、呕吐、腹痛、腹泻、瞳孔缩小、视物模糊、多汗、流涎、支气管痉挛、呼吸道分泌物增多、呼吸困难、发绀等。

（2）烟碱样症状（N）：由于交感神经与运动神经受到刺激，导致交感神经节及横纹肌兴奋性增加而引起的症状。主要表现为肌肉震颤、抽搐、肌无力、心率加快、血压升高等。

（3）中枢神经系统症状：主要表现为眩晕、头痛、乏力、烦躁不安、发热、失眠、言语不清、惊厥、昏迷等。

4. 分级

（1）轻度中毒症状：M样症状，头痛、头晕、恶心、呕吐、乏力、多汗、胸闷、腹痛、视力障碍等。

（2）中度中毒：上述症状更加明显 +N 样症状，精神恍惚、言语不清、流涎、肌肉颤动、瞳孔缩小，

（3）重度中毒：昏迷、惊厥、呼吸困难、脉搏细速、血压下降，有肺水肿。

考点 2 ★★★★ 有机磷中毒解救

1. 有机磷酸酯类中毒的治疗

（1）脱离中毒环境并洗胃：用 2% 碳酸氢钠溶液（敌百虫中毒者忌用）、清水或 1∶5000 高锰酸钾溶液（对硫磷、内吸磷、甲拌磷、乐果中毒者忌用）反复洗胃，然后给予硫酸镁导泻。

（2）应用解毒剂：阿托品、碘解磷定、氯解磷定。

（3）血液透析、腹膜透析或血液灌流。

2. 应用阿托品的注意事项

（1）阿托品只可解除 M 样作用，对 N 样作用（骨骼肌震颤）无效。

（2）阿托品不能破坏磷酸酯类物质，也不能使抑制的胆碱酯酶恢复活力或分解乙酰胆碱，更不能用来预防有机磷中毒。

（3）阿托品化的指征：瞳孔扩大、面部潮红、皮肤干燥、口干、心率加快。如出现，应立即停用阿托品并可用毛果芸香碱解毒，但不宜使用毒扁豆碱。

3. 应用胆碱酯酶复活剂的注意事项

（1）复活剂只可解除 N 样作用和中枢症状，促进昏迷的苏醒；与阿托品合用解毒效果好。

（2）胆碱酯酶复活剂对内吸磷、对硫磷、甲拌磷、乙硫磷、治螟磷、苯硫磷、辛硫磷、毒死蜱、特普等中毒疗效较好，对敌敌畏、敌百虫、乐果、氧乐果、马拉硫磷、二嗪磷等中毒疗效较差或无效；此种情况应以阿托

治疗为主。

（3）复活剂用量过大、注射过快或未经稀释直接注射，均可引起中毒，须注意。

（4）复活剂在碱性溶液可水解生成剧毒的氰化物，故不能与碱性药物并用。

（5）中毒已超过3天或慢性中毒患者体内的乙酰胆碱酯酶已老化，用复活剂无效。

考点3★★★　香豆素类杀鼠药、氟乙酰胺、氰化物、磷化锌以及各种重金属中毒

1. 香豆素类杀鼠药中毒　香豆素类杀鼠药常因误食或自杀而引起中毒。

中毒表现：出血为特征性表现。随后可出现鼻出血、齿龈出血、咯血、便血、尿血及贫血，出血、凝血时间延长；可有关节疼痛、腹部疼痛、低热及舒张压偏低等，皮肤紫癜的特点为斑丘疹及疱疹状，圆形及多形性红斑，极易与血友病混淆。

2. 氟乙酰胺中毒　氟乙酰胺性质稳定，通常情况下，经过长期保存或经高温、高压处理后毒性不变，属于高毒类灭鼠药。常因误食本品或食用本品毒死的动物引起中毒，也可经皮肤吸收导致中毒，一步倒、一扫光、王中王、邱氏鼠药中，均含有氟乙酰胺。

（1）中毒表现：急性中毒时，可出现中枢神经系统障碍和心血管系统障碍为主的两大症候群；前者称神经型，后者称心脏型。抽搐是氟乙酰胺中毒最突出的表现，来势凶猛，反复发作并且进行性加重，常导致呼吸衰竭而死亡。

（2）治疗原则及治疗药物选择：①口服者洗胃，用氢氧化铝凝胶或蛋清保护消化道黏膜。皮肤污染引起中毒者立即脱去污染衣物，彻底清洗皮肤。②特殊解毒剂，如乙酰胺（解氟灵），肌内注射，一般连用 7 天。

3. 氰化物中毒　氰化物中毒多见于事故或意外，吸入中毒较多见。

（1）中毒表现：吸入高浓度氰化氢气体可导致猝死。非猝死患者呼出气体中可有苦杏仁气味。皮肤黏膜呈樱桃红色，随即出现强直性或阵发性痉挛、角弓反张。

（2）治疗原则及治疗药物选择：①吸入中毒者立即将亚硝酸异戊酯 1 ～ 2 安瓿包在手帕内打碎，紧贴在患者口鼻前吸入。②静脉注射 3% 亚硝酸钠 10 ～ 15mL 加入 25% 葡萄糖注射液 20mL，缓慢注射不少于 10 分钟，以防血压突然下降；随即用同一针头，静脉注射 50% 硫代硫酸钠 20 ～ 40mL；也可静脉注射亚甲蓝，一次按体重 5 ～ 10mg/kg，最大剂量为 20mg/kg。

4. 磷化锌中毒　磷化锌是一种毒鼠药，具有蒜臭味，毒性作用机制主要是磷化锌在胃内遇酸后变为磷化氢和氯化锌。磷化氢通过抑制细胞色素氧化酶损害中枢神经系统和心、肝、肾；氯化锌对消化道有强烈刺激作用，可引起胃肠黏膜腐蚀性损伤；食后多在 48 小时内发病。

（1）中毒表现：①第 1 期反应期。服药数小时内，上腹部疼痛、恶心、呕吐，严重者可并发上消化道出血，此期持续 7 ～ 8 小时。②第 2 期缓解期。胃肠道症状有不同程度的缓解，甚至完全消失，患者可无自觉症状，一般持续 1 ～ 3 天。③第 3 期全身反应期。其表现以神经系统和心肝肾等实质脏器受损为主的症状，此期一般 1 ～ 3 周不等。

（2）治疗原则及治疗药物选择：①口服中毒者，立即用 1% 硫酸铜溶液催吐，禁用阿扑吗啡催吐。然后再用 0.5% 硫酸铜溶液或 1∶2000 高锰酸钾溶液洗胃，直至洗胃液无蒜味为止。③洗胃后口服硫酸钠 30g 导泻，禁用硫酸镁导泻，禁用油类泻剂、蛋清、牛奶。